健康運動指導士試験

攻略トレーニング問題集

呉　泰雄
仲　立　貴　共著

ほおずき書籍

■発刊にあたって

　健康運動指導士の養成事業は、昭和63年から厚生大臣の認定事業として、生涯を通じた国民の健康づくりに寄与する目的で創設されました。その後、平成18年度からは、「財団法人健康・体力づくり事業財団」独自の事業として継続されています。

　そして、平成19年度には健康運動指導士の養成カリキュラムや資格取得方法などが大幅に変更されました。変更内容として、保健師や管理栄養士、4年制大学の体育学系学部を卒業した者、アスレチックトレーナーやスポーツプログラマー、インストラクターなど運動指導の実務経験者については、一部科目が免除されることになりました。

　なお、平成20年度から実施されている特定健診や特定保健指導において、運動・身体活動支援を担うことについて、健康運動指導士への期待がますます高まっているところです。

　平成26年度からの健康運動指導士養成カリキュラムが大きな変更になり、テキストも新しくなりました。この変更に伴い本問題集も新しくなりました。健康運動指導士養成校にいる我々が執筆したことによって、より実践的な問題集を作成することができたと思います。本書が、これから資格取得を目指す方々に、より貢献できればと著者一同願っています。

　令和4年12月1日現在、健康運動指導士として公益財団法人　健康・体力づくり事業財団に登録されている方は、全国で18,244人（女性11,594人、男性6,650人）おります。最近は、病院、老人福祉施設、介護保険施設や介護予防事業等で活躍している方の増加が目立つなど、活躍の場が拡がっています。

　平成26年度からの健康運動指導士養成カリキュラムが大きく変更になり、テキストも新しくなりました。この変更に伴い本問題集も新しくし、さらに、改訂のたびに変更しています。

　本書が、これから資格取得を目指す方々に、より貢献できればと著者一同願っています。

　令和5年4月

　　　　　　　　　　　　　　　　著者を代表して　呉　泰雄

めざせ！ 健康運動指導士

1．健康運動指導士とは

> 個々人の心身の状態に応じた、安全で効果的な運動を
> 実施するための運動プログラムの作成および指導を行う者

　健康運動指導士とは、保健医療関係者と連携しつつ安全で効果的な運動を実施するための運動プログラム作成および実践指導計画の調整等を行う役割を担う者をいいます。今般の医療制度改革においては、生活習慣病予防が生涯を通じた個人の健康づくりだけでなく、中長期的な医療費適正化対策の柱の一つとして位置づけられています。今後展開される本格的な生活習慣病対策においては、一次予防に留まらず二次予防も含めた健康づくりのための運動を指導する専門家の必要性が増しています。とくに平成20年度から実施の特定健診・特定保健指導において、運動・身体活動支援を担うことについて、健康運動指導士への期待がますます高まっているところです。

2．健康運動指導士の称号は、このようにして取得します

　健康運動指導士の称号を取得するには、図のように、健康運動指導士養成講習会を受講するか、又は養成校の養成講座を修了し、認定試験に合格した上で、健康運動指導士台帳に登録されなければなりません（講習会、養成校の認定、認定試験、登録いずれも（公財）健康・体力づくり事業財団が実施）。

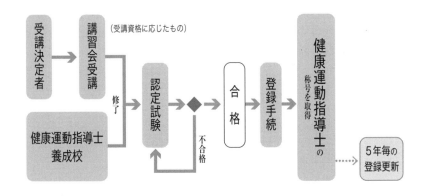

3．健康運動指導士は、このようなところで活躍しています

　令和4年12月1日現在、健康運動指導士として当財団に登録されている方は、全国で18,244人（女性11,594人、男性6,650人）おり、それらの方々の職場は、次グラフのとおりです。

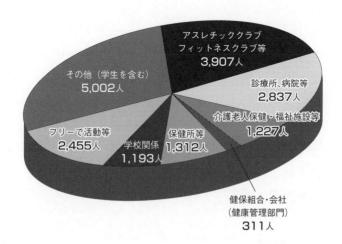

4．試験概要

　。試験詳細の問い合わせは

　　「公益財団法人 健康・体力づくり事業財団 指導者養成部」へ

　　☎ 03-6430-9113（ダイヤルイン）

目　次

［執筆分担］　第1章～第7章　　呉　泰雄
　　　　　　　第8章～第15章　　仲　立貴

　この問題集は「健康運動指導士養成講習会テキスト」（平成26年～令和4年）に基づいて全体を15の章に分け、章内の各項の順序に従った出題順としています。

　あくまでも演習問題ですので、この問題集だけを勉強すれば合格するわけではないのでご注意ください。この問題集の勉強の仕方として基本はまず、『健康運動指導士養成講習会テキスト（上・下）』をしっかり読んで理解することです。私の場合は2回くらい軽くテキストを読んで、最後に細かい数字などを覚えていきました。この作業が終わった後、私の場合は予想問題などがあればいいなと痛感して、本問題集をつくろうと思ったわけです。

　皆さんもしっかりテキストを勉強した上で本問題集を解きながら、わからない部分はテキストに戻って確認作業をしていただければ合格につながるのではないかと思います。ぜひ、この問題集をうまく利用し、合格していただければ幸いです。幸運をお祈りいたします。　　　　　　　　　　　　　　　　　〔呉　泰雄〕

第1章
健康管理概論

1 健康づくりの概念と歴史に関する記述で正しいものの組み合わせはどれか。１つ選べ。

a. 1978年オタワ憲章で公平な健康の確保とヘルスプロモーション・疾病予防を提唱した。
b. 1968年ユネスコ憲章で、「人々が自らの健康をコントロールし、改善することができるようにするプロセスである」とヘルスプロモーションを唱えた。
c. 日本におけるヘルスプロモーションの歴史では、「アクティブ80ヘルスプラン」「トータルヘルスプロモーションプラン」「第三次国民健康づくり運動（健康日本21）」などがある。
d. WHOは1946年「健康の定義」をうたっている。

ア a・b　　**イ** b・c　　**ウ** c・d　　**エ** a・d

2 ヘルスプロモーション（健康づくり）、プライマリヘルスケアの歴史内容に関する記述で誤っているものはどれか。１つ選べ。

a. 2010年にトロントで開催された第3回国際身体活動公衆衛生会議において「身体活動のトロント憲章」が採択された。
b. 身体活動のトロント憲章はヘルスプロモーションの理念を身体活動領域で実現するべく作成されたものである。
c. WHOは身体不活動を死亡の第2のリスクと位置づけている。
d. トロント憲章は世界中で身体活動推進の取り組みへのコミットメントを高めるように呼びかけている。

解答・解説

1：ウ
　a. 1978年にはアルマ・アタ宣言が提唱された。
　b. 1986年オタワ憲章で、「人々が自らの健康をコントロールし、改善することができるようにするプロセスである」とヘルスプロモーションを唱えた。

2：c
　第2のリスク→第4のリスク

3：c
　記述は第三次予防に関するもの。

4：c
　健康人のみ→半健康人を含む

3 公衆衛生・予防医学に関する記述で誤っているものはどれか。１つ選べ。

a. 日本国憲法第 25 条で「すべて国民は、健康で文化的な最低限度の生活を営む権利を有する。国はすべての生活部面について、社会福祉、社会保障及び公衆衛生の向上及び増進に努めなければならない」と規定している。

b. 疾病の発現そのものを阻止するために、危険因子を除去し、防御因子を付加することにより疾病の感受性を低下させるような予防方法を第一次予防という。

c. 第二次予防は臨床的疾病期に治療を受けた人々を対象として適正な治療と管理指導で機能障害や能力低下を防止し、リハビリテーションなどにより社会復帰を目指すものである。

d. 公衆衛生とは医療関係者の努力によるものではなく、組織化された地域社会の努力による人間集団を入口としている。また、患者を対象としたものではなく、普通に生活する社会一般の人々、集団の健康、地域社会の健康を目指すものなのである。

4 公衆衛生に関する記述で誤っているものはどれか。１つ選べ。

a. わが国の人口の高齢化、ライフスタイルの変化に伴い、疾病構造は感染症から生活習慣病へと大きく変化している。

b. がん、心臓病、脳卒中、糖尿病、慢性閉塞性肺疾患（COPD）などの生活習慣病は慢性的経過をたどり、医療現場においては根治的ケースでないものが年々増加し、医療費の高騰を招いている。

c. 健康人のみの健康者集団を対象としてのリスクコントロール、健康管理－疾病予防・福祉政策を含めた幅広い公衆衛生活動が非常に重要になってきている。

d. 病気になってから治療するのではなく病気にならないようにするという、この領域が予防医学として確立された。

5 健康管理に関する記述で誤っているものはどれか。1つ選べ。

a. 2013（平成25）年国民健康・栄養調査報告によれば肥満者の割合は女性29%、男性は20%を占めている。

b. 中高年の男性の2人に1人、女性の5人に1人がメタボリックシンドローム（内臓脂肪症候群）が強く疑われるか、あるいは予備群である。

c. 運動習慣のある人の割合は、成人の男性で約3割、女性で約2.5割、とくに、男女20〜30歳代の運動習慣のある人は2割弱と低かった。

d. 呼吸・循環器・代謝系の生理機能の維持向上を図ることによって、運動不足による肥満、糖尿病などの生活習慣病を予防し、健康水準を保持・増進することは必要不可欠である。

6 集団の健康度を示す指標に関する記述で誤っているものはどれか。1つ選べ。

a. 年齢調整死亡率＝（観察集団の各年齢別死亡率×基準集団のその年齢の人口）の各年齢の合計／基準人口×1,000（または100,000）。

b. 乳児死亡率とは生後1年未満の死亡率をいう。

c. 生命表とは死亡率、生存数、定常人口などの生命関数によって、集団の死亡リスクの時間経過を示すものである。

d. 健康寿命とは一定期間内の死亡者数を単位人口に対する割合で示した指標。

解答・解説

5：a
2013（平成25）年国民健康・栄養調査報告によれば肥満者の割合は男性29%、女性は20%を占めている。

6：d
健康寿命→死亡率

7：a
保健師の資格のない者が保健師の業務を行うことは違法ではないが、保健師の名称を名乗ることは違法である。

8：c
1990年4月→2005年4月

7 医療関係法規に関する記述で誤っているものはどれか。1つ選べ。

a. 名称独占とは資格を有しない者が資格の名称または紛らわしい名称を使用することを禁止するものである。すなわち、保健師の資格のない者が保健師の業務を行うことは違法であるが、保健師の名称を名乗ることは合法である。

b. 身分法には、医師法、薬剤師法、理学療法士及び作業療法士法などがある。

c. 病院とは医師、または歯科医師が医業をなす場所で患者20人以上、診療所は19人以下で48時間以内の収容施設を有するものをいう。

d. 病院の開設には都道府県知事の許可が必要である。病院等の管理者、すなわち病院長、診療所長は医師でなければならない。

8 インフォームドコンセント、守秘義務、個人情報保護法等に関する記述で誤っているものはどれか。1つ選べ。

a. 刑法第134条に「医師、薬剤師、助産師等又はこれらの職にあった者が、正当な理由なしにその業務上取扱ったことについて知り得た人の秘密を漏らしたときは、六ヶ月以下の懲役又は十万円以下の罰金に処する」と規定されている。

b. インフォームドコンセントという考え方は1970年代から患者の基本的権利であるとする方向に発展し、1981年に開催された世界医師総会により「患者の権利に関するリスボン宣言」として具体的に明文化された。

c. 個人情報を保護するために、1990年4月「個人情報保護法」が施行された。

d. 個人情報は「生存する個人に関する情報であって、当該情報に含まれる氏名、生年月日その他の記述等により特定の個人を識別することができるもの（他の情報と容易に照合することができ、それによって当該個人を識別できるものを含む）」と定義されている。

9 生活習慣病の定義、生活習慣病と生活習慣に関する記述で誤っているものはどれか。1つ選べ。

a. 成人病とは昭和32年に「主として、脳卒中、がん、心臓病などの40歳前後から死亡率が高くなり、しかも全死因のなかで上位を占め、40〜60歳くらいの働き盛りに多い疾患」として提唱された行政用語である。

b. 飲酒は血圧上昇の危険因子であり、少量の飲酒でもアルコール性心筋症、心筋障害、不整脈を引き起こすことが知られている。非飲酒者は少量飲酒者および大量飲酒者に比べて全死亡の危険性が最も低い。

c. 「生活習慣病」は食習慣、運動習慣、休養、喫煙、飲酒などの生活習慣が、その発症・進行に関与する疾病群と定義されている。

d. こころの健康とは、いきいきと自分らしく生きるための重要な条件である。具体的には、自分の感情に気づいて表現できること(情緒的健康)、状況に応じて適切に考え、現実的な問題解決ができること(知的健康)、他人や社会と建設的でよい関係を築けること(社会的健康)を意味している。人生の目的や意義を見出し、主体的に人生を選択すること(人間的健康)も大切な要素であり、こころの健康は「生活の質」に大きく影響するものである。

10 生活習慣病と生活習慣に関する記述で正しいものの組み合わせはどれか。1つ選べ。

a. 受動喫煙も、虚血性心疾患、肺がんなどの原因である。

b. たんぱく質摂取量、野菜・果物摂取量は生活習慣病との関連について科学的根拠が多い。

c. 身体活動・運動は生活習慣病の予防との関連が強く、高齢者の認知機能や運動器機能などとの関連は少ない。

d. 無呼吸を伴う睡眠の問題は高血圧、心臓病、脳卒中の感化要因である。

ア a・b   **イ** b・c   **ウ** c・d   **エ** a・d

11 生活習慣病と生活習慣に関する記述で正しいものの組み合わせはどれか。1つ選べ。

a. 身体活動量の多い仕事に従事している人は心臓突然死のリスクが低い。
b. 心肺持久力の高い人は低い人に比べて死亡率が高い。
c. 体力が低くなるにつれ、がん死亡のリスクは低くなる。
d. 運動により結腸がんのリスクが低下する。

ア a・b　　**イ** b・c　　**ウ** c・d　　**エ** a・d

12 平成24年度の主傷病による傷病分類別医科診療医療費で上位2つを占めているものの組み合わせはどれか。1つ選べ。

a. 新生物
b. 筋骨格系および結合組織の疾患
c. 循環器系の疾患
d. 呼吸器系の疾患

ア a・c　**イ** b・c　**ウ** c・d　**エ** a・d

解答・解説

9：b
少量の飲酒でも→大量の飲酒により

10：エ
b. たんぱく質摂取量→食塩摂取量
c. 身体活動・運動は生活習慣病の予防のみならず、高齢者の認知機能や運動器機能などと関連することも明らかとなっている。

11：エ
b. 心肺持久力の高い人は低い人に比べて死亡率が低い。
c. 体力が高くなるにつれ、がん死亡のリスクは低くなる。

12：ア

13 生活習慣病対策の重要性に関する記述で誤っているものはどれか。１つ選べ。

a. 現在、悪性新生物（がん）、心疾患（心臓病）、脳血管疾患（脳卒中）などの生活習慣病は増加してきている。

b. 人口の急速な高齢化が進み、生活習慣病の増加や、これに伴う要介護状態になる人の増加などが深刻な社会問題となっている。

c. 日本人の死因第１位は悪性新生物であるが、部位別では肺がん、大腸がん、胃がんなどが多い。

d. 近年、女性の肺がんが増えており、一定以上のアルコール摂取や飽和脂肪酸の摂取など生活習慣の欧米化や早い初経、遅い閉経、初産年齢の高齢化などが関連していると考えられる。

14 運動・スポーツ・身体活動量と疾病、総死亡の疫学研究に関する記述で正しいものはどれか。１つ選べ。

a. 身体活動量の多い仕事に従事している者は虚血性心疾患による死亡リスクは低い。

b. 余暇の身体活動量は虚血性心疾患による死亡リスクに関係していない。

c. トレッドミルテストで、測定された体力（心肺持久力）と死亡率の関係はみられない。

d. 運動はがんのリスクを低下させる可能性があるが、肺がん、乳がんとの関係はみられない。

15 がん予防の14か条（2007）による、すべてのがんの中で身体活動によりそのリスクが低下することが確実とされるがんはどれか。１つ選べ。

a. 胃がん

b. 大腸がん

c. 結腸がん

d. 膵臓がん

16

生活習慣病予防のための標準的な健診・保健指導プログラムに関する記述で誤っているものはどれか。1つ選べ。

a. 平成20年4月から、高齢者の医療の確保に関する法律では、医療保険者に対して、糖尿病等の生活習慣病に関する健康診査及び特定健診の結果により健康の保持に努める必要がある者に対する保健指導の実施を義務づけることとされた。

b. 特定健診・特定保健指導は、これまでの健診・保健指導と比較し相違点がいくつかあるが、その中でも重要なのは内臓脂肪型肥満に着目した早期介入と行動変容を目的としていることや、情報提供にとどまらず行動変容を促す手法を取り入れている点である。

c. 保健指導を行う際には、対象者のライフスタイルや行動変容のステージ（準備状態）を把握したうえであっても、対象者自らが実行可能な行動目標を立てることを支援することは禁じられている。

d. 標準的な健診・保健指導プログラムでは、健診結果および質問項目により、対象者を生活習慣病のリスク要因の数に応じて階層化し、リスク要因が多い者に対しては、医師、保健師、管理栄養士等が積極的に介入し、確実に行動変容を促すことを目指す。

解答・解説

13：d 　肺がん→乳がん	14：a
	15：c
	16：c 　対象者自らが実行可能な行動目標を立てることを支援することが必要とされている。

17 ポピュレーション・アプローチとハイリスク・アプローチに関する記述で誤っているものはどれか。1つ選べ。

a. 健康障害を引き起こす危険因子をもつ集団のうち、危険度がより高い人に対して、その危険度を下げるようはたらきかけをして病気を予防する方法をハイリスク・アプローチと呼び、集団全体に対してはたらきかける方法や環境整備をポピュレーション・アプローチと呼ぶ。

b. 運動習慣者を増やし、人々の身体活動を高めるようなポピュレーション・アプローチとしては、住民が運動しやすいようなまちづくりが重要と考えられている。

c. 健康運動指導士には身体活動・運動に関する指導能力として、運動生理学、体力測定・評価などに関する基礎知識、身体活動運動と生活習慣病の関連の理解と説明能力、身体活動・運動の量についてアセスメントと対象者に合った身体活動運動を行動科学理論に基づいて支援できる能力、運動実践に伴う危険性とその予防方法を十分に理解したうえでの実践指導能力、保健指導が終了した後も運動習慣を継続するための社会資源を紹介できる能力などが期待されている。

d. 健康運動指導士にはメタボリックシンドロームの改善や総合的な健康の達成には運動実践だけでは十分な効果は得られにくいため、食事の改善や喫煙、飲酒など他の生活習慣の改善については専門職種に任せるのがよい。

18 疫学の手法に関する記述で正しいものの組み合わせはどれか。1つ選べ。

a．コホート研究とは、曝露が疾病より時間的に先行することを観察する研究である。

b．生態学的研究では、曝露と疾病の関係を集団単位で検討する。

c．症例・対照研究とは、曝露が疾病より時間的に先行することを観察する研究である。

d．無作為化比較試験は、運動や喫煙など曝露の割り付けをして検討するのに適している。

ア a・b　**イ** b・c　**ウ** c・d　**エ** a・d

19

健康づくり施策に関する記述で正しいものの組み合わせはどれか。1つ選べ。

a. 罹患率は人口に対する一定期間内に新規に疾病異常者となった者の割合を表す。
b. オッズとは、曝露と疾病の関連をそれぞれ集団単位で検討する手法である。
c. コホート研究は、研究者の名前などで呼ばれることがある。曝露と疾病発生の結果に影響する第三の要因との関連のために影響がゆがめられることがある。
d. 少子高齢化の進展により2015年には4人に1人が65歳以上の高齢者となると推測される。

ア a・b　　**イ** b・c　　**ウ** c・d　　**エ** a・d

解答・解説

17：d
　専門職種と連携しながら保健指導が進められるよう十分な知識を有することが望ましい。

18：ア
c. 症例・対照研究：疾病をもつ群ともたない者の対照群を用いて過去の曝露状況の差を後ろ向きに検討する。
d. 無作為化比較試験：介入群と対照群を無作為に割り付けて両群を前向きに疾病の発生状況を調べる。曝露を割り付けるためには倫理的配慮が必要であり、喫煙や運動などの曝露の割り付けは困難である。

19：エ
b. 記述は生態学的研究の説明。オッズとは、ある出来事が発生しない確率に対する発生する確率の比で、後ろ向き研究である。
c. コホート研究では、集団の地域名などで呼ばれることがある。交絡に注意する必要がある。曝露と疾病発生の結果に影響する第三の要因との関連のために影響がゆがめられることがある。

20 疫学研究の手法に関する記述で誤っているものはどれか。1つ選べ。

a. 横断研究とは個人において曝露と疾病の関連評価を同時に行うものである。

b. 症例・対照研究とは過去の曝露状況の差を後ろ向きに検討するものである。研究名に地域名が付けられることがある。

c. コホート研究とは曝露が疾病より時間的に先行することを観察する研究である。

d. メタアナリシス（meta-analysis）とは多数の研究成果からの情報を統合しての評価であり、介入疫学研究のメタアナリシスで得られた結果は証拠が強い。

21 介護予防の考え方、介護予防の推進に関する記述で正しいものの組み合わせはどれか。1つ選べ。

a. 介護予防とは「要介護状態になることをできるだけ防ぐこと、さらに、要介護状態を改善することである」と定義している。

b. 平成12年度からスタートした「介護保険制度」は、高齢者が自立して生活できるように支援することを目的にしている。

c. 介護予防における二次予防、三次予防は、生活習慣病予防における三次予防レベルに対応する。

d. 健康寿命は、病気のない生活を送っている期間で、介護予防は健康寿命を延ばすための総合戦略である。

ア a・b 　**イ** b・c 　**ウ** c・d 　**エ** a・d

解答・解説

20：b
　記述はコホート研究の説明。症例・対照研究とは、研究対象の疾病をもつ人の群と、もたない対照群を用いて、過去の曝露状況の差を後ろ向きに検討するもの。

21：イ
a. 介護予防とは「要介護状態になることをできるだけ防ぐこと、さらに、すでに要介護状態になってもその悪化をできるだけ防ぐこと」と定義している。
d. 健康寿命は、日常生活活動に障害がなく健康で自立した生活を続ける期間。

22 介護予防に関する記述で正しいものの組み合わせはどれか。1つ選べ。

a．介護予防の二次予防は虚弱な状態にある高齢者に生活機能低下の早期発見、早期対応を行うものである。

b．介護予防における二次予防、三次予防は、生活習慣病予防における一次予防レベルに対応する。

c．介護予防の一次予防は要介護状態の改善、重度化の予防である。

d．介護予防の一次予防は、活動的な状態にある高齢者を対象に生活機能の維持、向上に向けた取り組みを行うものである。

ア a・b　**イ** b・c　**ウ** c・d　**エ** a・d

23 介護予防に関する記述で正しいものの組み合わせはどれか。1つ選べ。

a．認知症とは、先天的に知的機能が社会生活や職業生活に支障をきたすまで低い状態である。

b．認知症の中で最も大きな割合を占める原因疾患は、アルツハイマー病と脳血管障害である。

c．うつに苦しむ高齢者は多く、人との関係性に疲れるので積極的に社会に引き出すのは避けたほうがよい。

d．高齢者は閉じこもりにより、筋力が衰え、意欲も萎えて心身の機能が衰えてしまう「廃用症候群」に陥ることがある。

ア a・b　**イ** b・d　**ウ** c・d　**エ** a・d

解答・解説

22：エ
b．介護予防における二次予防、三次予防は、生活習慣病予防における三次予防レベルに対応する。
c．記述は三次予防の説明。

23：イ
a．認知症とは、いったん発達した知的機能が低下して社会生活や職業生活に支障をきたすまで低下している状態。
c．うつに苦しむ高齢者は多く、閉じこもりや社会的な孤立を予防し、気晴らしができたり生きがいづくりにつながるような人との関係をつくる場づくりが必要である。

24 介護予防の考え方に関する記述で誤っているものはどれか。1つ選べ。

a. 介護予防とは「要介護状態になることをできるだけ防ぐ（遅らせる）こと、さらに、すでに要介護状態になってもその悪化をできるだけ防ぐこと」と定義されている。

b. 「介護予防」が目指すものは、単に高齢者の運動機能や栄養状態といった個々の要素の改善だけではなく、むしろ、これら心身機能の改善や、生活環境を調整することによって、高齢者一人ひとりの生きがいや自己実現のための取り組みを支援し、それぞれの生活の質を向上させることである。

c. 介護予防は高齢者本人よりも家族と指導側の意欲的な取り組みが重要である。

d. 高齢者が生きがいをもって活動的に暮らすことを地域全体で支えていくことこそが、介護予防のポピュレーション戦略であり、高齢者が住みやすく参加しやすい社会、そして皆が介護予防に関心をもち支え合う社会、そのような介護予防のまちづくりが求められているといえる。

25 介護予防のこれまでの経緯に関する記述で正しいものの組み合わせはどれか。1つ選べ。

a. 介護保険制度が実施された2000（平成12）年度に、高齢者の介護予防と生活支援を実施するために、介護予防・生活支援事業が創設され、2003（平成15）年度に、介護予防・地域支え合い事業に名称変更された。

b. 2006（平成18）年度に、要支援1と要支援2という認定区分が設けられ、予防給付が行われることとなった。

c. 一次予防事業は、ハイリスクアプローチとして、介護予防の重要性や具体的知識に関する普及啓発、高齢者における雇用機会の確保、ボランティアなどを通じた社会参加の場の拡大、高齢者を中心とする（趣味や生きがい、身体運動、社会参加などの）アクティビティ・グループの形成、さらには世代間交流の促進などが行われた。

d. 二次予防事業は、ポピュレーションアプローチとして、要支援・要介護に陥るリスクの高い高齢者を対象に行われた。そのため基本チェックリストで対象者を抽出し、運動機能向上や栄養改善、口腔機能向上などの事業が行われた。

ア a・b　**イ** b・c　**ウ** c・d　**エ** a・d

26 介護予防・日常生活支援総合事業の概要に関する記述で正しいものの組み合わせはどれか。1つ選べ。

a. 介護予防・日常生活支援総合事業は、一般介護予防事業と介護予防・生活支援サービス事業により構成される。

b. 従来、要支援1・要支援2に対する予防給付のうち、訪問介護・通所介護以外のサービス（訪問看護、福祉用具など）は総合事業に移行して提供される。

c. 介護予防・生活支援サービス事業のサービスのみを利用する場合は、要介護認定などをしてサービスを提供する。

d. 介護予防・生活支援サービス事業は、従来から介護予防給付（通所型介護予防事業および訪問型介護予防事業）として行われていたサービスの継承に加えて、多様な担い手による多様なサービスが想定されている。

ア a・b　**イ** b・c　**ウ** c・d　**エ** a・d

解答・解説

24：c

　介護予防は高齢者本人の意欲的な取り組みが重要で、それがなければ効果はあがらない。

25：ア

c. 一次予防事業は、ポピュレーションアプローチとして、介護予防の重要性や具体的知識に関する普及啓発、高齢者における雇用機会の確保、ボランティアなどを通じた社会参加の場の拡大、高齢者を中心とする（趣味や生きがい、身体運動、社会参加などの）アクティビティ・グループの形成、さらには世代間交流の促進などが行われた。

d. 二次予防事業は、ハイリスクアプローチとして、要支援・要介護に陥るリスクの高い高齢者を対象に行われた。そのため基本チェックリストで対象者を抽出し、運動機能向上や栄養改善、口腔機能向上などの事業が行われた。

26：エ

b. 従来、要支援1・要支援2に対する予防給付のうち、訪問介護・通所介護は総合事業に移行し、それ以外のサービス（訪問看護、福祉用具など）は予防給付によりサービスが提供される。

c. 介護予防・生活支援サービス事業のサービスのみを利用する場合は、要介護認定などを省略し、基本チェックリストで「介護予防・生活支援サービス事業対象者」と判断して、迅速にサービスを提供できる。

27 介護予防・生活支援サービス事業の概要に関する記述で正しいものの組み合わせはどれか。１つ選べ。

a. 単身高齢世帯などが増加するなかで、生活支援のニーズが増加している。そこで、従来の介護保険サービスに加えて、ボランティア、ＮＰＯ、民間企業、社会福祉法人、協同組合などの多様な主体がサービス提供を行うことが求められている。

b. 高齢者自身が生活支援サービスの担い手となることが求められているが、それは社会参加や社会的役割をもつことが本人の生きがいや介護予防につながるという期待によるものでもある。

c. 多様な主体がさまざまなサービスを地域で提供する場合、それぞれが自己判断で行うべきである。

d. 介護予防・生活支援サービス事業は、訪問型サービス、その他の生活支援サービスで構成される。

ア a・b 　**イ** b・c 　**ウ** c・d 　**エ** a・d

解答・解説

27：ア

c. 多様な主体がさまざまなサービスを地域で提供する場合、それぞれが自己判断で行ったのではサービスが重複したり不足したりといった問題が生じかね

ない。

d. 介護予防・生活支援サービス事業は、訪問型サービス、通所型サービス、その他の生活支援サービスで構成される。

28 介護予防実践への方策に関する記述で誤っているものはどれか。1つ選べ。

a. 摂食・嚥下機能は要介護度の重度化とともにその機能が悪化することが知られており、その予防のためにも口腔機能向上を目的としたケアが必要である。

b. 認知症のなかで最も大きな割合を占めている原因疾患は、アルツハイマー病と脳血管障害である。

c. うつに苦しんでいる高齢者は多く、高齢者が他者に相談することは少ないことが指摘されている。そのため、うつに関する知識の普及・啓発活動などの保健活動によって、高齢者自身のうつ状態に対する気づきを促し、相談や受診しやすい地域づくりが重要である。

d. 平成18年4月からの介護保険制度の改正では、要支援1・2の者への「新予防給付」として、「運動器の機能向上」「口腔機能の向上」「認知症予防」の3種類の介護サービスが設けられた。

解答・解説

28：d
　「運動器の機能向上」「口腔機能の向上」
「栄養改善」の3種類の介護サービス。

Memo

第2章
健康づくり施策概論

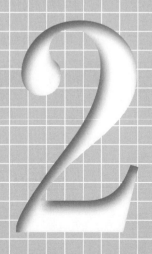

1 健康日本21（第二次）の栄養、食生活の目標に関する記述で正しいものの組み合わせはどれか。1つ選べ。

a．食塩摂取量の目標量は男女とも8g未満である。
b．QOLの向上および社会環境の質の向上のために、食生活、食環境の両者の改善を推進する観点から、目標設定を行っている。
c．食事摂取基準は健康な個人のみを対象として、健康の維持・増進、エネルギー・栄養欠乏症の予防、生活習慣病の予防、過剰摂取による健康障害の予防を目的としてエネルギーおよび各栄養素の摂取量の基準を示すものである。
d．栄養指導業務を実施している栄養士を「栄養評価判定に基づいて適切な指導を行うための高度な専門的知識と技能をもち、傷病者に対する療養のための栄養指導を行う者」と定義した。

ア a・b　**イ** b・c　**ウ** c・d　**エ** a・d

---

2 健康日本21（第二次）の目標に関する記述で正しいものの組み合わせはどれか。1つ選べ。

a．健康格差の縮小（日常生活に制限のない期間の平均の都道府県格差を縮小）を平成34年度まで目標とする。
b．収縮期血圧の平均値の低下として男性は129㎜Hg、女性は134㎜Hgを目標とする。
c．メタボリックシンドロームの該当者および予備軍の減少として平成20年度と比べて15％減少を目的とする。
d．COPDの認知度を平成34年度まで80％に向上させる。

ア a・b　**イ** b・c　**ウ** c・d　**エ** a・d

3 健康日本21（第二次）の目標に関する記述で正しいものの組み合わせはどれか。1つ選べ。

a. 自殺者を平成34年度まで9.4%減少させる。
b. メンタルヘルスに関する措置を受けられる職場の割合を平成32年まで100%増加させる。
c. 高齢者の社会参加の促進として、就業または何らかの地域活動をしている高齢者の割合を平成34年までに80%にする。
d. 運動やスポーツを習慣的にしている子どもの割合を平成34年度まで100%に近づける。

ア a・b　　**イ** b・c　　**ウ** c・d　　**エ** a・d

4 健康日本21（第二次）の目標に関する記述で正しいものの組み合わせはどれか。1つ選べ。

a. 最終評価では、日常生活における歩数は増加していた。
b. 身体活動・運動の知識や意識はあまり改善していない。
c. 運動習慣者の割合を20～64歳の総数34%、65歳以上の総数52%にする。
d. 住民が運動しやすいまちづくり・環境整備に取り組む自治体数を47都道府県にする。

ア a・b　　**イ** b・c　　**ウ** c・d　　**エ** a・d

解答・解説

1：ア
　c. 個人のみ→個人または集団
　d. 栄養士→管理栄養士

2：エ
　b. 男性は129mm Hg、女性は134mm Hg→
　　男性は134mm Hg、女性は129mm Hg
　c. 15%減少→25%減少

3：イ
　a. 自殺総合対策大綱の見直しの状況を踏まえて設定
　d. 増加傾向へ（平成34年度）

4：ウ
　a. 歩数は減少していた。
　b. 有意に改善していた。

5

わが国における健康づくりの沿革に関する記述で正しいものの組み合わせはどれか。1つ選べ。

a．1988（昭和63）年から、健康な人に対してはよりよい健康を確保し、半健康人に対しては疾病の発症の防止に努めることにより、国民すべてが健康的な生活を送れるよう、第一次国民健康づくり対策が開始された。

b．1978（昭和53）年から第二次国民健康づくり対策を実施し、これは「アクティブ80ヘルスプラン」と称され一人ひとりが80歳になっても身の回りのことができ、社会参加もできるような生き生きした生活を送ることにより、明るく生き生きとした社会を形成しようとするものである。

c．2011（平成23）年の健康日本21の最終評価では設定した目標値の59項目中「目標値に達した」ものは10項目である。

d．わが国の急速な高齢化の進展や疾病構造の変化に伴い、国民の健康増進の重要性が著しく増大したことにより、健康増進の総合的な推進に関しての基本的な事項を定め、国民栄養の改善と健康の増進を図り、国民保健を向上させるために、2002（平成14）年に健康増進法が公布された。

ア a・b　**イ** a・c　**ウ** c・d　**エ** a・d

6

健康づくり施策に関する記述で正しいものの組み合わせはどれか。1つ選べ。

a．健康づくりのための休養には、心身の疲労からの回復である「休む」ことと健康の潜在能力を高める「養う」ことの2つの機能が含まれており、個々人の健康や環境に応じた自分なりの休養が実現されてこそQOLの向上が図られ、健康で豊かな人生の礎が築かれることとなる。

b．すでに睡眠障害を有する方に対しては、早期に専門家に相談するよう助言していくことが重要である。

c．休養は身体活動に関連した休養や保養施設の充実という側面はあまり強くない。

d．日本人のアルコール消費量は昭和20年代より欧米諸国の40～70%にとどまっている。

ア a・b　　**イ** b・c　　**ウ** c・d　　**エ** a・d

7

歯・口腔の健康に関する記述で正しいものの組み合わせはどれか。1つ選べ。

a. 従来、8020（ハチマルニイマル）運動のような成人・高齢者に対する歯科保健対策が実施された。

b. 健康日本21（第二次）では歯科疾患予防と生涯にわたる健全な口腔保健の確立をめざしてはいるが、ライフステージごとの目標までは設定していない。

c. 2011（平成23）年に施行された歯科口腔保健法において、歯・口腔の健康は、国民が健康で質の高い生活を営む基礎的かつ重要な役割を果たしているとうたわれている。

d. 健康日本21（第二次）では、歯・口腔の健康を保つための基礎的項目として歯科検診についての項目を設けている。

ア a・b　　**イ** b・c　　**ウ** c・d　　**エ** a・d

解答・解説

5：ウ
　a. 1988（昭和63）年→1978（昭和53）年
　b. 1978（昭和53）年→1988（昭和63）年

6：ア
　c. 休養は身体活動に関連した休養や保養施設の充実という側面は強かったが、健康日本21では健康づくりという観点からこころの健康を取り上げている。
　d. 昭和20年代より急激に増加している。

7：ウ
　a b. 従来、小児の虫歯予防を中心に歯科保健活動を実施してきたが、近年は8020（ハチマルニイマル）運動のような成人・高齢者に対する歯科保健対策が実施されるようになった。

8 少子高齢者社会の健康づくりについて正しいものの組み合わせはどれか。
1つ選べ。

a. 出生率の低下と平均寿命の延長によりわが国は世界に類をみない速度で超高齢社会へと変貌し、今まさに第一次ベビーブームに生まれた団塊の世代が老年域に達したことにより、よりいっそう人口の高齢化に拍車がかかる。

b. 2011（平成23）年には「健康増進法」が成立したその前文には「スポーツは、次世代を担う青少年の体力を向上させるとともに、他者を尊重しこれと共同する精神、公正さと規律を尊ぶ態度や克己心を格い、実践的な思考力や判断力をはぐくむなど人格の形成に大きな影響を及ぼすものである」と社会的意義を明記している。

c. 高齢期の健康と生活機能の維持、生活の質の向上のためには、「病気」が重視されるようになった。

d. 睡眠によって休養が十分とれていない人を減少させる。

ア a・b　　**イ** b・c　　**ウ** c・d　　**エ** a・d

9 健康づくりのための運動指導者の養成、施設設定に関する記述で正しいものの組み合わせはどれか。1つ選べ。

a. 2006（平成18）年度から地域保健法に基づく厚生省令「健康づくりのための運動指導者の知識および技能の審査・証明事業の認定に関する規定」により㈶健康・体力づくり事業財団が健康運動指導士、健康運動実践指導者の審査証明事業を実施してきた。

b. 健康運動実践指導者とは、保健医療関係者と連携しつつ安全で効果的な運動を実施するための運動プログラム作成および実践指導計画の調整などを行う役割を担う者。

c. 健康増進施設の認定を受けるための要件の一つとして「健康運動指導士又はこれと同等以上の能力を有する者」を配置していることとしている。

d. 厚生労働大臣認定健康増進施設のうち、厚生労働省の指定を受けた指定運動療法施設（指定施設）における医師の処方に基づく運動療法および温泉利用型健康増進施設（認定施設）における疾病の治療のための医師の処方に基づく温泉療法については、その間の利用料金および施設利用のために通常必要とされる交通費が、所得税の医療費控除の対象として認められている。

ア a・b　**イ** b・c　**ウ** c・d　**エ** a・d

解答・解説

8：エ
b. 健康増進法→スポーツ基本法
c. 高齢期の健康と生活機能の維持、生活の質の向上のためには、病気だけではなく、全身的な心身の虚弱を対象とした予防策が不可欠となるため「介護予防」が重視されるようになった。

9：ウ
a. 2006（平成18）年度→1988（昭和63）
b. 健康運動実践指導者→健康運動指導士

10 健康づくり活動に関する記述で誤っているものはどれか。1つ選べ。

a. 個人に健康づくり、生活習慣改善を呼びかけることが、個人の健康づくりのうえで必要不可欠である。

b. 健康運動指導士は地域や職域で健康づくり事業を推進していくうえで核となるような能力を身につけることが必要である。

c. これまでの健康運動指導士の役割は、健康増進施設、市町村保健センター、保健所、病院、介護保険施設などにおいて、医学的基礎知識、運動生理学の知識をもち、安全で効果的な運動を実践するための運動処方を作成し、指導を行うことが中心であった。

d. 健康運動指導士の講習を受講し認定を受ける人は、歯科医師、保健師、看護師、管理栄養士、作業治療士、柔道整復師、運動指導員などさまざまであることから、健康運動指導士の知識およびスキルに加え、おのおのの専門知識・スキルを活かせるよう、協力連携をした指導が望まれる。

11 健康づくりのための身体活動基準2013とアクティブガイドに関する記述で誤っているものはどれか。1つ選べ。

a. 運動基準2006で定められた身体活動量の基準値である23メッツ・時/週を変更する必要があった。

b. 18歳以上を対象とした運動量の基準値は2.9メッツ・時/週以上であればよいといえるが、従来の基準値がある程度定着していることも踏まえ、4メッツ・時/週という基準を変更する必要はないと判断された。

c. 65歳以上の高齢者に対しては、3メッツ未満も含む身体活動量として10メッツ・時/週を基準とすることとした。

d. 身体活動量の基準値は「今より毎日10分ずつ長く動く」ことを基準として提案することとした。

解答・解説

10：a
　個人に健康づくり、生活習慣改善を呼びかけるだけではなく、個人を取り巻いている健康づくりを支援する社会環境づくりが個人の健康づくりのうえで必要不可欠である。

11：a
　変更する必要がないと判断された。

12 健康づくりのための身体活動基準 2013 とアクティブガイドに関する記述で誤っているものはどれか。1つ選べ。

a. 男性では 40 歳未満：11.0 メッツ（38.5㎖ /kg / 分）、女性では 40 歳未満：9.5 メッツ（33.3㎖ /kg / 分）を全身持久力の基準値とする。

b. 全身持久力以外の筋力あるいはその他の体力の基準値の策定は運動基準 2006 策定時からの懸案事項であって基準値を策定することが可能であった。

c. 基準値の簡易な表現方法として「横になったり座ったりのままでなければどんな動きでもよいので、身体活動を 1 日 40 分」と表現した。

d. わが国の身体活動量の基準値は欧米の 2 倍以上の毎日 60 分とした理由は、わが国の平均的身体活動量がすでに WHO や米国の基準値である 1 日 30 分を大きく上回っており、国民全体の身体活動量を増加させる方向に導くことが必要だからである。

13 健康づくりのための身体活動基準 2013 とアクティブガイドに関する記述で誤っているものはどれか。1つ選べ。

a. 健康日本 21（第二次）の身体活動・運動分野に関する目標項目としては、「日常生活における歩数の増加（1,000 〜 1,500 歩の増加）」、「運動習慣者の割合の増加（約 10％の増加）」、「住民が運動しやすいまちづくり・環境整備に取り組む自治体数の増加（47 都道府県とする）」の 3 つである。

b. 旧基準では、70 歳以上の高齢者の基準を示していた。

c. 18 歳未満に関しては、身体活動運動が生活習慣病などや社会生活機能低下にいたるリスクを低減する効果について十分な科学的根拠がないため、現段階では定量的な基準を設定しなかった。

d. すでに糖尿病、高血圧、脂質異常症などの疾患を有する人でも、身体活動・運動の増加によって、これらの疾患が改善の方向へ向かうと同時に、虚血性心疾患、脳梗塞、一部のがんなどの発症が予防できる。

解答・解説

12：b
　全身持久力以外の筋力あるいはその他の体力の基準値の策定は運動基準 2006 策定時からの懸案事項であったが基準値を策定することは不可能であった。

13：b
　旧基準では、70 歳以上の高齢者の基準を示していなかった。

14 健康づくりのための身体活動基準 2013 とアクティブガイドに関する記述で誤っているものはどれか。1つ選べ。

a. 運動基準・指針 2006 との違いは計算の煩雑さを解消するために、エネルギー消費量の算出に用いていた係数 1.05 の掛け算を省略した点である。

b. 2011（平成 23）年 10 月の健康日本 21 最終評価において、運動習慣者の増加がみられた。

c. 健康日本 21（第二次）では「住民が運動しやすいまちづくり・環境整備に取り組む自治体数の増加」を目標として掲げた。

d. 今後、子どもの身体活動の基準値や、高齢者の運動量の基準値、身体活動不足や座位時間の基準値、全身持久力以外の体力の基準値について、科学的根拠をもって設定できるよう、研究を推進していく必要がある。

15 健康日本 21（第二次）における地域社会環境の整備に関する記述で誤っているものはどれか。1つ選べ。

a. 健康日本 21（第二次）は「生活習慣及び社会環境の改善」を通じて「国民の健康の増進の総合的な推進」をめざすものである。

b. 社会環境の整備は二次計画の大きな柱であり、健康運動指導士はこのことを十分に理解するとともに、社会環境整備への貢献が求められる。

c. 環境整備に関連して身体活動運動領域では目標設定項目の一つとして「住民が運動しやすいまちづくり・環境整備に取り組む自治体数の増加」が設定された。

d. 住民が運動しやすいまちづくり・環境整備に取り組む対策を実施している都道府県を 17 都道府県に増やすことが目標となっている。

解答・解説

14 : b
　2011（平成 23）年 10 月の健康日本 21 最終評価において、運動習慣者の増加はなかった。

15 : d
　住民が運動しやすいまちづくり・環境整備に取り組む対策を実施している都道府県を 17 都道府県（平成 24 年）から、47 都道府県（平成 34 年度）に増やすことが目標となっている。

16 日本国民の身体活動と地域社会環境の変化に関する記述で誤っているものはどれか。1つ選べ。

a. 各種の施策によって、日本人の身体活動量は増加傾向にある。

b. 2000（平成12）年から始まった第一次健康日本21の最終評価報告書では、身体活動に対する意識や態度の面で改善が認められた。

c. 不健康な生活習慣は個人の責任であるという考えや、環境整備はわれわれの仕事ではない、あるいは困難でありやむを得ない、といった意見があるかもしれない。

d. 人々が外出、移動に際して自動車依存的になっている。

17 Sallis らの行動心理学の限界点に関する記述で誤っているものはどれか。1つ選べ。

a. 介入効果が、弱い効果から中等度の効果にとどまること。

b. これらの理論に基づいたプログラムを実施しても、参加率が必ずしも高くないこと。

c. プログラムの効果を長期間継続させることがむずかしいこと。

d. 組織のあり方、地域環境、政策など、個人の外側にある要因（環境要因）が行動に影響すること。

解答・解説

16：a
　各種の施策にもかかわらず、日本人の身体活動量はむしろ減少傾向にある。

17：d
　社会生態モデルが従来の心理学と明らかに異なる点の説明である。

18 地域環境と身体活動・運動に関する記述で誤っているものはどれか。１つ選べ。

a. Sallis らは世帯、混合土地利用度、道路の接続性などを組み合わせた Walkability Index を作成している。

b. 日本では身体活動と地域環境との関連は実施する身体活動の種類や目的によって変わらない。

c. 日常生活の歩行と関連するのは住居密度、目的地へのアクセス（混合土地利用）、道路ネットワーク（道路の連結性）などの要因である。

d. 散歩・ウォーキングと関連するのは運動場所へのアクセス、歩道、景観などの要因である。

19 ソーシャルキャピタルと身体活動・運動に関する記述で誤っているものはどれか。１つ選べ。

a. 「健康づくりのための身体活動基準2013」でも、身体活動を普及啓発するためのアプローチとしてソーシャルキャピタルを豊かにすることの重要性が述べられている。

b. ソーシャルキャピタルの公衆衛生領域での定義は Putnam の「人々の協調行動を活発にすることによって、社会の効率性を高めることのできる、「信頼」、「規範」、「ネットワーク」といった社会組織の特徴」という定義である。

c. ソーシャルキャピタルの豊かな地域ほど、住民の主観的健康観が高く、死亡率が低い。

d. ソーシャルキャピタルはさまざまな健康行動と関連していることが示されているが、身体活動とは直接関連していない。

20 環境整備対策と健康運動指導士の役割に関する記述で誤っているものはどれか。1つ選べ。

a. 身体活動・運動に関するリソース（資源）のみに注目する。

b. 対象者の地域環境、対象者周辺の運動リソースに着目することで、運動指導をレベルアップすることができる。

c. 居住地域の環境について話をすることは指導者自身が地域環境・運動リソースを把握することにもつながる。

d. 環境整備を行える部門に身体活動環境という価値観を伝え、協働することが重要である。

解答・解説

18：b
　日本では身体活動と地域環境との関連は実施する身体活動の種類や目的によって異なっている。

19：d
　ソーシャルキャピタルはさまざまな健康行動と関連していることが示されており、身体活動もその一つである。

20：a
　身体活動・運動に関するリソース（資源）のみに注目するのではなく、もう少し広く地域環境をとらえ、身体活動・運動推進に活用できる地域社会環境はないか、という視点で地域を眺めることが重要である。

Memo

第 3 章
生活習慣病（NCD）

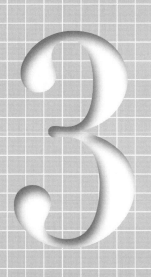

1 メタボリックシンドロームとの関連性が低いものはどれか。1つ選べ。

a. 高血糖
b. 脂質代謝異常
c. 腎機能障害
d. 高血圧症

2 特定保健指導における対象者の選定と階層化に関する記述で誤っているものはどれか。1つ選べ。

a. ステップ1で内臓脂肪蓄積のリスクを判定する。
b. ステップ2で追加リスクの数の判定をする。
c. HbA1c検査は保健指導を行う上であまり有効ではない。
d. ステップ3で保健指導レベルの分類をする。

解答・解説

1：c
　メタボリックシンドローム（MetS）は、高血糖、脂質代謝異常（高TG血症、低HDL−C血症）、高血圧症などの心血管疾患危険因子が重積した状態。

2：c
　HbA1c検査は保健指導を行う上で有効である。

3：イ
a．少ない量から運動量を増していき、可能であれば運動強度も上げることが内

臓脂肪蓄積の予防・是正に有用である。
d．身体活動量やフィットネスレベルとメタボリックシンドロームの有病率や罹患率との関係をみた観察研究では、身体活動量の多い人、フィットネスレベルの高い人で有病率や罹患率が低いがBMIで補正するとこの関連は消失または減弱することが多い。

4：ウ
a．空腹時血糖　100mg/dℓ以上
b．収縮期血圧 130mm Hg 以上、または拡張期血圧 85mm Hg 以上

3 メタボリックシンドロームに関する記述で正しいものの組み合わせはどれか。1つ選べ。

a．ずっと低強度で有酸素運動を行うことが内臓脂肪蓄積の予防・是正に有用である。

b．地中海食、DASH 食など、メタボリックシンドロームの構成因子をターゲットにした食事療法は、体重減少をともなってメタボリックシンドロームの改善を認めている。

c．メタボリックシンドローム改善のためには、5～10％の減量とその維持が重要であり、身体活動（生活活動・運動）と食事を組み合わせてこれを達成する。

d．身体活動量やフィットネスレベルとメタボリックシンドロームの有病率や罹患率との関係をみた観察研究では、BMI で補正しても身体活動量の多い人、フィットネスレベルの高い人で有病率や罹患率が低い。

ア a・b　　**イ** b・c　　**ウ** c・d　　**エ** a・d

4 特定保健指導におけるステップ2の診断基準に関する記述で正しいものの組み合わせはどれか。1つ選べ。

a．空腹時血糖 ≧ 110mg /dℓ

b．収縮期血圧 140mm Hg 以上、または拡張期血圧 90mm Hg 以上

c．LDL コレステロールは基準に入らない

d．中性脂肪 150mg /dℓ以上、または HDL コレステロール 40mg /dℓ未満

ア a・b　　**イ** b・c　　**ウ** c・d　　**エ** a・d

5 メタボリックシンドロームに関する記述で誤っているものはどれか。１つ選べ。

a. わが国では、日本内科学会を中心とする８つの学会による診断基準が策定され、2005 年に発表された。

b. わが国では 2008 年より、メタボリックシンドロームを主なターゲットとした特定健診・保健指導が行われている。

c. 内臓脂肪を減少させ、高血糖、脂質異常、高血圧をコントロールすることにより、脳心血管疾患、人工透析を必要とする腎不全などへの進展や重症化の予防が可能と考えられる。

d. 血糖、血圧、脂質、喫煙のリスクの重複の状況などを第一基準として、「情報提供」、「動機づけ支援」、「積極的支援」を行う。

6 メタボリックシンドロームに関する記述で誤っているものはどれか。１つ選べ。

a. 1990 年代前半には、死の四重奏、インスリン抵抗性症候群、メタボリックシンドローム、内臓脂肪症候群など、同様の病態がさまざまな呼称とそれぞれ異なる定義で言及されるようになった。

b. 1988 年に Reaven は、耐糖能異常、脂質代謝異常、高血圧症が合併する機序をインスリン抵抗性とし、こうした動脈硬化のリスクが高い病態をシンドローム X と命名した。

c. 80 年代の体脂肪分布と代謝異常の関連を示す多く疫学研究を背景に、肥満がメタボリックシンドロームの重要な因子と認識されるようになる。

d. 1999 年に米国のコレステロール教育プログラムが、2001 年には WHO が、いずれもメタボリックシンドロームの呼称でそれぞれ診断基準を発表した。

7 メタボリックシンドロームに関する記述で誤っているものはどれか。1つ選べ。

a. メタボリックシンドロームが強く疑われる人の頻度は、国民健康・栄養調査（2011年、40～74歳）では男性、女性それぞれ29.9%、11.3%である。

b. メタボリックシンドロームは、心血管疾患のリスクになると考えられていて、診断基準や対象集団により所見は必ず一致する。

c. 保健指導においては、身体活動運動の専門知識として、運動生理学、スポーツ医科学、体力測定・評価に関する基礎知識を踏まえ、身体活動・運動や運動習慣と生活習慣病発症との関連において科学的根拠を活用し、対象者にわかりやすく説明できる能力、さらに正しい身体活動運動フォームや実施方法を実演する能力が必要である。

d. 身体活動・運動の量、強度、種類に関する知識や、誤った身体活動・運動の実施に伴う傷害に関する知識が求められるほか、対象者に応じた身体活動・運動の習慣を獲得するための工夫を提案できる能力が求められる。

解答・解説

5：d
　腹囲を第一基準とする。

6：d
　1999年にWHOが、2001年には米国のコレステロール教育プログラムが、いずれもメタボリックシンドロームの呼称でそれぞれ診断基準を発表した。

7：b
　メタボリックシンドロームは、心血管疾患のリスクになると考えられているが、実際には、診断基準や対象集団により所見は必ずしも一致しない。

8 標準的な健診・保健指導プログラム（平成30年度版）に関する記述で誤っているものはどれか。1つ選べ。

a. 65歳以上の者に保健指導を行う場合は、ロコモティブシンドローム、口腔機能低下及び低栄養や認知機能低下、フレイル等の予防に留意し、対象者の状況に応じた保健指導を行うことが望ましい。

b. 20歳以降の体重増加と生活習慣病の発症との関連が明らかであることから、特定保健指導該当者を減らすためには、40歳以上になってからの特定健診・保健指導の実施率を上げるだけでなく、若年期から適正な体重の維持に向けた保健指導、啓発を行う等、40歳未満の肥満対策が重要である。

c. 40歳未満の肥満では、血圧、血糖の有所見率が低い一方で、肝機能、脂質代謝の有所見率は高い。リスクの数が少ない、メタボリックシンドロームに移行する前の段階で、働きかけを行うことが必要である。

d. 75歳以上の人については、身体状況などの個人差が大きいことに留意し、生活習慣病の予防に加え、75歳以上で増加するロコモティブシンドローム、口腔機能低下および低栄養や認知機能低下を予防するため、個人の状態をアセスメントしたうえでその対象者の状況に応じた生活習慣改善支援を行うことが重要である。

9 二次性肥満に該当する正しいものの組み合わせはどれか。1つ選べ。

a．単純性肥満
b．内分泌性肥満
c．薬物による肥満
d．原発性肥満

ア a・b　　**イ** b・c　　**ウ** c・d　　**エ** a・d

解答・解説

8：d　　　　　　　　　9：イ
　2013年の標準的な健診・保健指導プログラム・改訂版の内容である。

10 肥満に関する記述で正しいものの組み合わせはどれか。1つ選べ。

a．日本肥満学会は BMI が 25 以上を肥満とする。

b．2013（平成 25）年の国民健康・栄養調査結果の概要によると、肥満者（BMI25 以上）の割合（20 歳以上）は男性で 28.6%、女性で 20.3% である。

c．女性のやせの頻度は 1935 ～ 1945 年以降と 1965 年以降生まれた世代で増加する。

d．若年成人女性においてはやせ傾向である。

ア a・b　**イ** b・c　**ウ** c・d　**エ** a・d

11 内臓脂肪蓄積が合併症と関連する機序に関する記述で誤っているものはどれか。1つ選べ。

a．脂肪細胞の肥大化と脂肪組織のリモデリング

b．異常性の脂肪蓄積

c．DOHaD 仮説

d．ホルモン分泌異常

解答・解説

10：ア　　　　　　　　　　　　　　　**11：d**

c．女性のやせの頻度は 1935 ～ 1945 年以降に生まれた世代で増加するが、1965 年以降生まれではやせの頻度の増加は頭打ち傾向にある。

d．若年成人女性において体重が増加傾向である。

12 肥満症の運動療法の減量効果に関する記述で正しいものの組み合わせはどれか。1つ選べ。

a．運動強度は、安全面から中等度強度で行ったほうがよい。
b．有酸素性運動は、減量時の除脂肪体重の減少を抑制し、また、それ自体の健康上の効果も指摘される。
c．持続的な運動では、エネルギー消費量が等しければ、中等度強度×長時間でも高強度×短時間でも効果に差はない。
d．一般的な肥満者では、体重を支えるために除脂肪体重を過度に蓄積しており、体脂肪：除脂肪＝3：1程度の除脂肪の減少は、肥満者の体組成の異常が改善されていくプロセスと考えてよいかもしれない。

ア a・b　**イ** a・c　**ウ** c・d　**エ** a・d

13 減量目標の考え方に関する記述で誤っているものはどれか。1つ選べ。

a．1980年代まででは、目標体重に標準体重表が用いられた。
b．わが国では、Tokunagaら（1991）が22×身長（m)^{2}を標準体重とした。
c．65〜79歳を対象に死亡率とBMIの関係をみたTamakoshiら（2010）のデータ（JCC Study）ではBMI20.0〜29.9まで総死亡率に差がなく、高齢者では比較的高いBMIも許容されると考えられる。
d．多くの肥満治療指針は現体重の3〜5%減を減量目標としている。

14 米国心臓協会（AHA）／米国心臓病学会（ACC）／北米肥満学会（TOS）の肥満診療ガイドラインのエネルギー摂取量を制限する方法に関する記述で誤っているものはどれか。1つ選べ。

a．低エネルギー食
b．エネルギー必要量から500〜750kcalを減ずる。
c．特定の食品の制限によりエネルギー摂取量を減ずる。
d．食事制限の長期継続は可能である。

15 肥満のその他の治療法に関する記述で誤っているものはどれか。1つ選べ。

a. 肥満の治療法は、生活習慣修正と、薬物療法、外科療法からなる。

b. 薬物療法は、国内で承認された薬としてリパーゼ阻害薬と食欲抑制薬がある。

c. 高度肥満者では、生活習慣修正単独の効果は外科療法の減量・減量維持効果を上回る。

d. 外科療法の適応は、日本肥満症治療学会のガイドラインでは、BMI35 以上か、32 以上で合併症を有する人としている。

16 中等度強度の運動から始める場合に注意すべき点に関する記述で誤っているものはどれか。1つ選べ。

a. 心筋梗塞や脳卒中などの心血管疾患の既往や、これを疑わせる胸痛などの自覚症状がある場合、多段階運動負荷試験を施行する。

b. 血圧は 180/110㎜ Hg 以上の高血圧は、服薬でコントロールしてから運動を開始させる。

c. 胸痛などの自覚症状がない糖尿病を合併している場合、負荷試験は必須である。

d. 糖尿病の合併症として顕性腎症や自律神経障害があれば多段階運動負荷試験を施行する。

解答・解説

12：ウ
　a．運動強度は、当初は安全面から中等度強度が推奨されるが、慣れてきたら高強度の運動も考慮する。
　b．レジスタンス運動は、減量時の除脂肪体重の減少を抑制し、また、それ自体の健康上の効果も指摘される。

13：d
　多くの肥満治療指針は現体重の5～10％減を減量目標としている。

14：d
　食事制限の長期継続はむずかしいことが示唆される。

15：c
　高度肥満者では、外科療法の減量・減量維持効果は生活習慣修正単独の効果を上回る。

16：c
　胸痛などの自覚症状がない糖尿病を合併している場合、負荷試験は必須ではない。

17 減量のエネルギー出納の変化と settling point に関する記述で誤っているものはどれか。1つ選べ。

a. 体脂肪、除脂肪組織が1kg減少する場合のエネルギーコストはそれぞれ9,000kcal、1,000kcalに相当する。

b. 減量に伴うエネルギー消費量の変化には、まず基礎代謝の減少がある。

c. 肥満者では、加速度計等の動作センサーと二重標識水法で評価した身体活動量は低い。

d. 食事制限の長期継続はむずかしいため、減量体重維持のためには、食事療法で減らした体重を身体活動のエネルギー消費で維持する必要がある。

18 肥満者の運動療法実施上の注意点に関する記述で誤っているものはどれか。1つ選べ。

a. 整形外科的なトラブルを避けるため、運動靴は衝撃吸収性に優れたものを選ばせる。

b. 自転車エルゴメータの場合は、サドルが尻に食い込むため、クッションを敷く。

c. 肥満者は、体型が丸くなるので、同じ体重でも発汗のための皮膚面積が少なく、熱中症になりやすいため、水の摂取を励行させる。

d. 定期的な運動習慣があっても突然死のリスクは減少しない。

解答・解説

17：c
　　肥満者では、加速度計等の動作センサーで評価した身体活動量は低いが、二重標識水法で評価した身体活動レベルPALは、BMI30程度まで普通体重者と差がない。

18：d
　　減少できる。

19 高血圧に関する記述で正しいものの組み合わせはどれか。1つ選べ。

a．日常臨床の場でもっとも高頻度にみられる疾患である。
b．現在疾患をもっていない人たちが将来循環器系の疾病を発症する最大の危険因子である。
c．降圧薬療法は脳血管障害を約20%、心筋梗塞を約40%減少することが証明されている。
d．高血圧の治療において、薬物治療は基礎的な治療方法として広く認められている。

ア a・b　**イ** b・c　**ウ** c・d　**エ** a・d

20 高血圧の合併症として適さないものはどれか。1つ選べ。

a．脳梗塞
b．心筋梗塞
c．肺梗塞
d．慢性腎不全

解答・解説

19：ア　　　　　　　　　　　　　20：c

　c．降圧薬療法は脳血管障害を約40%、
　　心筋梗塞を約20%減少することが証
　　明されている。
　d．高血圧の治療において、非薬物治療と
　　してのライフスタイル改善は基礎的な
　　治療方法として広く認められている。

21 わが国の高血圧治療ガイドライン（2019 年）に関する記述で誤っている
ものはどれか。１つ選べ。

a. 収縮期血圧 ≧ 150㎜ Hg または拡張期血圧 ≧ 100㎜ Hg を高血圧と定義し
ている。

b. 今日、臨床的にみられる高血圧の 90 ～ 95％はその原因となる疾患がつか
めない本態性高血圧である。

c. 5％あまりが、腎、副腎、その他に高血圧を起こす原因となる病変のある
二次性高血圧である。

d. 高血圧治療の目的は血圧をコントロールすることにより心血管疾患のリス
クとそれに伴う罹患率および死亡率を低下させることにある。

22 高血圧の診断に関する記述で誤っているものはどれか。１つ選べ。

a. 高血圧の診断には、その高血圧が本態性高血圧であるかそれとも二次性高
血圧であるかの診断と、高血圧の重症度、すなわち主要臓器の高血圧性血
管障害ないし、それに基づく合併症がどの程度あるかという重症度診断が
ある。

b. 診察室という特殊な医療環境の下でも、日常生活時の真の血圧レベルを必
ず反映する。

c. 病歴では、①高血圧症と心血管疾患の家族歴、②患者自身の心血管疾患、
腎疾患、糖尿病の既往歴、③心血管疾患危険因子（喫煙、脂質異常症、耐
糖能異常など）、④生活習慣（運動、食塩摂取、アルコール摂取など）を
確認することが重要である。

d. 検査の目的は、①臓器障害、②二次性高血圧を評価することにある。

解答・解説

21：a
　　収縮期血圧 ≧ 140㎜ Hg または拡張期血
圧 ≧ 90㎜ Hg あるいは降圧薬内服中を高
血圧と定義している。

22：b
　　診察室という特殊な医療環境の下では血
圧が反応性に上昇する場合があり、日常生
活時の真の血圧レベルを必ずしも反映しな
いことがあるので注意が必要である。

23 高血圧症の分類、有病割合に関する記述で誤っているものはどれか。１つ選べ。

a. 高血圧はその経過中に脳、心、腎など主要な臓器に障害をきたす。

b. 日本高血圧学会治療ガイドラインでは高血圧患者を高血圧レベルと主要な危険因子、高血圧臓器障害、心血管病の有無により低リスク、中等リスク、高リスクの３つの層に層別化を行っている。

c. 危険因子の中でも特に心臓病を合併する場合は、リスクが高く、積極的な降圧治療が必要である。

d. 収縮期血圧 $\geqq$ 140㎜ Hg、または拡張期血圧 $\geqq$ 90㎜ Hg を高血圧としたときのわが国における高血圧の頻度は、第５次循環器疾患基礎調査（平成12 年）によれば、30 歳以上の成人の 60％（男性）～ 45％（女性）に達する。

24 高血圧の成因と合併症、自然歴に関する記述で誤っているものはどれか。１つ選べ。

a. 本態性高血圧の成因は単一の要因では説明できない。

b. 疫学研究により、食塩を過剰に摂取している地域では高血圧の頻度が高いことが知られている。

c. 本態性高血圧、とくに若年あるいは軽症高血圧患者において、副交感神経活動亢進がある。

d. レニン－アンジオテンシン系はアルドステロン分泌、腎 Na 排泄低下、中枢作用に基づく食塩摂取増加およびバソプレッシン分泌、交感神経刺激、血管収縮作用、心収縮力増大など種々の機序により血圧を上昇させる。

解答・解説

23：c
　危険因子の中でも特に糖尿病を合併する場合は、リスクが高く、積極的な降圧治療が必要である。

24：c
　本態性高血圧、とくに若年あるいは軽症高血圧患者において、交感神経活動亢進がある。

25 高血圧の治療に関する記述で誤っているものはどれか。1つ選べ。

a. 食塩の過剰摂取は高血圧の維持に重要な役割を果たしており、降圧薬の効果を減弱させる。そのため、高血圧患者に対して食塩摂取量を6g／日以下に制限することが勧められる。

b. 肥満と高血圧は密接に関係する。肥満のある高血圧患者では体重コントロールにより降圧が得られる。体重1kg当たり1～2㎜Hgの血圧低下が期待できる。

c. 軽症高血圧では有酸素性運動により降圧が得られることが示されている。中等度の運動（心拍数110/分程度）を1日60分、週4～5日あるいは1日30分、週6日行うことが勧められている。運動療法を始める前には虚血性心疾患や心筋症などの合併症の有無を含め、メディカルチェックを行う。

d. アルコールの過剰摂取は血圧を低下させ、アルコールの急速効果として血圧は上昇する。

26 脂質異常を示す値として正しいものの組み合わせはどれか。1つ選べ。

a．血中 LDL コレステロールが 100㎎／dℓ
b．血中 HDL コレステロールが 40㎎／dℓ
c．血中 HDL コレステロールが 30㎎／dℓ
d．血中トリグリセリドが 150㎎／dℓ

ア a・b　　**イ** b・c　　**ウ** c・d　　**エ** a・d

解答・解説

25：d
　アルコールの過剰摂取は血圧を上昇させ、アルコールの急速効果として血圧は低下する。

26：ウ

27 脂質異常症の食事療法で留意する点について関する記述で誤っているものはどれか。1つ選べ。

a. グリセミックインデックスの高い食事が望ましい。

b. 食物繊維は1日25g以上を目安に摂取し、ショ糖、単糖類、果糖の摂りすぎに注意する。

c. 大豆・大豆製品、野菜、果物を十分に摂る。

d. 飽和脂肪酸の多い食品を避け、魚類の摂取を増やす。

28 脂質異常症のリスク層別化とリスク区分別の管理計画に関する記述で誤っているものはどれか。1つ選べ。

a. 動脈硬化性疾患（虚血性心疾患）の発症には、脂質異常症だけのリスクが関与する。

b. 動脈硬化性疾患予防ガイドライン2017年版では、吹田スコアを用いた絶対リスクを算出し、低リスク、中リスク、高リスク、冠動脈疾患の既往の管理区分に分け、脂質管理目標値を適用する。

c. LDL-Cが120mg/dℓ以上の場合は、危険因子のカウントによる簡易版のリスク評価によりリスクを分類することもできる。

d. TGは150mg/dℓ未満、HDL-Cは40mg/dℓ以上を管理目標値とする。

解答・解説

27：a
　　グリセミックインデックスの低い食事が望ましい。

28：a
　　動脈硬化性疾患（虚血性心疾患）の発症には、脂質異常症だけでなく、年齢・性・喫煙・高血圧・糖尿病・慢性腎臓病などのリスクも関与する。

29 脂質異常症の予防・治療における生活習慣の修正項目に関する記述で誤っているものはどれか。1つ選べ。

a. 運動療法による脂質の変化として、有酸素性運動療法のLDL-C、TG、HDL-Cへの効果を評価した報告は、対象者、運動強度、脂質値により結果は一定していないが、運動の脂質に対する影響としてよく観察される効果はHDL-Cの増加である。

b. 動脈硬化性疾患予防のための脂質異常症診療ガイド2018年版では、運動は有酸素性運動を主体とし、1日に30分以上（できれば毎日）、少なくとも週に3日は実施することを目標としている。

c. 運動の強さは、中等度以上の有酸素性運動をメインに行う。中等度以上とは3メッツ以上を意味し、歩行、あるいはそれ以上の運動が推奨されるが、体力や動脈硬化性疾患にも配慮する。

d. 高齢者は、日常生活のなかで身体活動を増加することが重要だが、レジスタンス（筋力）トレーニングは危険なのであまり行わないほうがよい。

30 耐糖能異常・糖尿病に関する記述で正しいものの組み合わせはどれか。1つ選べ。

a. 日本人の死因の約4分の1を動脈硬化性疾患（心血管疾患）が占めている。
b. 糖尿病はインスリン作用の不足による慢性の高血糖状態を主徴とする代謝疾患群である。
c. 糖尿病者の心血管疾患のリスクは非糖尿病者とほぼ同じである。
d. 糖尿病の発症には環境因子のみが関与する。

ア a・b　　**イ** b・c　　**ウ** c・d　　**エ** a・d

解答・解説

29：d
　高齢者は、日常生活のなかで身体活動を増加することや、室内で座位などでも行える軽度のレジスタンス（筋力）トレーニングをすることも有効である。

30：ア
c. 糖尿病は心血管疾患のリスクが非糖尿病者に対して3倍高い。
d. 糖尿病の発症には遺伝因子と環境因子がともに関与する。

31

耐糖能異常・糖尿病に関する記述で正しいものの組み合わせはどれか。1つ選べ。

a. 糖尿病はインスリン作用の不足により生じる慢性の高血糖を主徴とする代謝疾患群である。
b. 現在、生活習慣病として患者数が急増しているのは1型糖尿病である。
c. 血糖値とHbA1cはなるべく同日に測定しないようにする。
d. 糖尿病の三大合併症は神経障害、網膜症、腎症である。

ア a・b　**イ** b・c　**ウ** c・d　**エ** a・d

32

耐糖能異常・糖尿病の人の運動療法実施上の注意点に関する記述で正しいものの組み合わせはどれか。1つ選べ。

a. 強度の強い運動では、グルカゴン、カテコールアミンなどインスリン拮抗ホルモンの分泌が増加し、むしろ血糖値を上昇させることがある。
b. 運動により四肢の筋肉への血流量が増え、皮下注射部位からのインスリンの吸収が促進されて血糖降下作用が強くなるため、運動前の大腿部への注射は避ける。
c. 運動中高血糖を起こすことがあるのでインスリンを携帯する。
d. 運動療法の実施は食後1時間にしなければならない。

ア a・b　**イ** b・c　**ウ** c・d　**エ** a・d

解答・解説

31：エ
b. 現在、生活習慣病として患者数が急増しているのは2型糖尿病である。
c. 血糖値とHbA1cはなるべく同日に測定することを推奨する。

32：ア
c. インスリン療法で治療中の場合、運動量が大きいと運動中だけでなく運動後にも低血糖が出現する危険性がある。補食をとるなどの注意が必要である。また、あらかじめインスリン注射量の減量を考慮する場合もある。
d. 運動療法の実施は、食後1時間が望ましいとされているが、実生活のなかで実施可能な時間のいつでもよい。

33 耐糖能異常・糖尿病に関する記述で誤っているものはどれか。1つ選べ。

a. 糖尿病は成因別に、1型、2型、その他の特定の機序、疾病によるもの、妊娠糖尿病に分類する。

b. 糖尿病は「インスリン作用の不足による慢性の高血糖を主徴とする代謝疾患群である」と定義することができる。

c. インスリン作用の不足は、膵臓のランゲルハンス島β細胞からのインスリン分泌の低下、または末梢組織（筋肉、肝臓、脂肪組織など）におけるインスリン感受性の低下（インスリン抵抗性）によって生じ、血糖値の上昇をもたらす。

d. 2型糖尿病はインスリンの分泌能の低下のみで発症にかかわる。

34 耐糖能異常・糖尿病に関する記述で正しいものはどれか。1つ選べ。

a. 糖尿病の治療の基盤は食事療法のみである。

b. 血糖のコントロール指標では、HbA1cを重視し、主要な判定はこれによって行う。

c. 食後2時間血糖値は動脈硬化のリスクとの関連が指摘されている。

d. 空腹時血糖250mg /dℓ以上が運動療法の適応である。

35 糖尿病の治療の基本に関する記述で誤っているものはどれか。1つ選べ。

a. 糖尿病の治療の目標は体重管理・禁煙に加えて、血糖・血圧・血清脂質などの良好なコントロール状態の維持を通じて細小血管症と大血管症の発症・進展を阻止し、健康な人と変わらない日常生活の質を維持し健康寿命を確保することにある。

b. 2型糖尿病は、インスリン分泌不全（遺伝因子）に肥満、運動不足、加齢に基づくインスリン抵抗性（環境因子）が加わった結果、インスリン作用不足が生じて発症する。

c. わが国では、空腹時血糖値の正常域の上限は109mg /dℓとされている。

d. 日本人は欧米人と比較して糖負荷に対するインスリン分泌能が高い。

36 耐糖能異常・糖尿病の食事療法のポイントに関する記述で誤っているものはどれか。1つ選べ。

a. 腹八分目とする。
b. 食品の種類はあまり多くしない。
c. 脂肪は控えめに。
d. ゆっくりよく噛んで食べる。

37 糖尿病の運動療法に関する記述で誤っているものはどれか。1つ選べ。

a. 糖尿病の代謝コントロールが極端に悪い場合は運動療法を禁止あるいは制限したほうがよい。
b. 虚血性心疾患や心肺機能に障害のある場合は運動療法を禁止あるいは制限したほうがよい。
c. 骨・関節疾患がある場合は運動療法を禁止あるいは制限したほうがよい。
d. 糖尿病合併症がすでに進行していても、運動療法はよい方法なのですすめる。

解答・解説

33：d
　2型糖尿病はインスリンの分泌能の低下とインスリン感受性の低下（インスリン抵抗性）の両者が発症にかかわる。

34：b
　a．糖尿病治療は適切な食事療法と運動療法を基盤としている。
　c．食後2時間血糖値は心血管疾患のリスクとの関連が指摘されている。
　d．空腹時血糖250mg/dℓ以上は運動療法を禁止あるいは制限したほうがよい場合である。

35：d
　日本人は欧米人と比較して糖負荷に対するインスリン分泌能が低い。

36：b
　食品の種類はできるだけ多くする。

37：d
　糖尿病合併症がすでに進行しており、運動療法そのものが合併症を悪化させてしまう場合があるので、事前に運動療法の可否を確認する必要がある。

38 虚血性心疾患に関する記述で正しいものの組み合わせはどれか。1つ選べ。

a．わが国の 2018（平成 30）年度の死亡数は約 136 万人で、死因別順位は悪性新生物が約 37.3 万人（27.4%）、心疾患が約 20.8 万人（15.3%）、老衰が約 11.0 万人（8.0%）、脳血管疾患が約 10.8 万人（7.9%）、肺炎が約 9.4 万人（6.9%）の状況である。
b．脳血管疾患による粗死亡率は北米より少なく、先進国のなかで脳血管疾患による死亡率は低いほうである。
c．虚血性心疾患は、突然死の主な原因である。
d．突然死のうち、約 4 分の 3 が脳血管疾患によるとされ、うち脳卒中などがもっとも多く、6 割以上を占める。

ア a・b　　**イ** a・c　　**ウ** c・d　　**エ** a・d

39 虚血性心疾患に関する記述で正しいものの組み合わせはどれか。1つ選べ。

a．正常な冠動脈では心筋酸素の需要と供給のバランスは保たれているが、冠動脈に有意な器質的狭窄（冠動脈硬化）があると心筋酸素の需要と供給の均衡が破れ、一過性の酸素欠乏状態、すなわち心筋虚血が発生する。
b．心筋の酸素欠乏は心筋の酸素需要が増加するか、供給が減少するか、どちらかにより生ずる。
c．心筋が生存し収縮を持続させるには酸素が必要であり、心筋への酸素供給は主要な 3 本の冠動脈からの冠血流量と動静脈酸素較差によって決定される。
d．正常冠循環には心筋の酸素需要増加に応じ得るだけの血流量と酸素摂取率の調節力があるが、運動などにより心筋酸素消費量が増加する場合、酸素摂取率の変化が大きい。

ア a・b　　**イ** a・c　　**ウ** c・d　　**エ** a・d

40 狭心症に関する記述で誤っているものはどれか。1つ選べ。

a. 狭心症とは、比較的太い冠動脈の主としてプラークの破綻・びらんに伴う血栓形成による閉塞が一定時間以上持続することによって生じる症候群である。

b. 冠動脈の器質的または機能的病変を基盤として心筋虚血が可逆的かつ一過性に生じるため、心筋に壊死が生じることはない。

c. 誘因から労作、安静、臨床経過ないし重症度から安定、不安定、発生機序から器質性、冠攣縮性、冠血栓性などさまざまに分類される。

d. 日本人での労作狭心症の有病率は男女ともに低く、短期・長期予後も心筋梗塞と同様に欧米に比して良好である。

解答・解説

38：イ

b. 脳血管疾患による粗死亡率は北米の2倍以上あり、先進国のなかでは脳血管疾患による死亡率は依然高いままである。

d. 突然死のうち、約4分の3が心血管疾患によるとされ、うち心筋梗塞などの虚血性心疾患がもっとも多く、6割以上を占める。

39：イ

b. 心筋の酸素欠乏は心筋の酸素需要が増加するか、供給が減少するか、あるいはこの両者の機序の組み合わせにより生ずる。

d. 正常冠循環には心筋の酸素需要増加に応じ得るだけの血流量と酸素摂取率の調節力があるが、運動などにより心筋酸素消費量が増加する場合、酸素摂取率の変化よりも冠血流量の増加のほうが大きい。

40：a

狭心症とは、心筋に一過性に虚血が生じ、胸部およびその周辺の不快感などの狭心症症状を訴える臨床症候群である。

41 心筋梗塞に関する記述で誤っているものはどれか。1つ選べ。

a. 心筋壊死は心内膜側から心外膜側に広がり、3時間から6時間以内に全層性に及び貫壁性となる。

b. 発症から4週間前後までを陳旧性心筋梗塞とすることが多く、それ以後は急性心筋梗塞とする。

c. 日本人の心筋梗塞の短期および長期予後は欧米人に比して比較的良好である。

d. 典型的な症状は、激しい胸痛であるが、圧迫感や絞扼感などを訴えることも多い。

42 心筋梗塞二次予防のための一般療法に関する記述で誤っているものはどれか。1つ選べ。

a. 減塩1日6g未満とする。

b. たんぱく質の摂取量を総エネルギーの25%以下に制限する。

c. 運動負荷試験に基づき、1回最低30分、週3〜4回（できれば毎日）歩行・走行・サイクリングなどの有酸素性運動を行う。

d. 喫煙歴があれば、弊害を説明し、禁煙指導、支援を図る。

43 心血管リハビリテーションの運動療法効果に関する記述で誤っているものの組み合わせはどれか。1つ選べ。

a. 左室収縮機能およびリモデリングを増悪することなく運動耐容能を改善する。

b. 血管内皮機能を改善することで、冠灌流が改善する。

c. 副交感神経緊張が低下し、交感神経活動を亢進することで、長期予後を改善させる。

d. 抗炎症作用を有し、反応性たんぱくや炎症性サイトカインを増加させることで、心血管リスクが軽減される可能性がある。

ア a・b　　**イ** b・c　　**ウ** c・d　　**エ** a・d

44

心血管リハビリテーションの運動処方の内容に関する記述で誤っているものはどれか。1つ選べ。

a. 心拍数を用いる処方は、運動負荷試験による最大運動時の心拍数や心肺運動負荷試験による peak VO₂ あるいは無酸素性作業閾値を用いて運動強度を設定する。

b. 自覚症状での処方は、主観的運動強度の 11（楽である）〜 13（ややきつい）相当が推奨され、14 を超えないようにする。

c. 持続時間は 1 回最低 30 分、週 3 〜 4 回（できれば毎日）、歩行・走行・サイクリングなどの有酸素性運動を行う。

d. レジスタンストレーニングは筋力増強による身体活動量の増加やサルコペニア予防などに重要な運動であるが、有酸素性運動よりは少ない頻度で行うことが推奨されている。

解答・解説

41：b
　発症から 4 週間前後までを急性心筋梗塞とすることが多く、それ以後は陳旧性心筋梗塞とする。

42：b
　脂肪の摂取量を総エネルギーの 25 % 以下に制限する。

43：ウ
　c．交感神経緊張が低下し、副交感神経活動を亢進することで、長期予後を改善させる。

d．抗炎症作用を有し、反応性たんぱくや炎症性サイトカインを減少させることで、心血管リスクが軽減される可能性がある。

44：d
　レジスタンストレーニングは筋力増強による身体活動量の増加やサルコペニア予防などに重要な運動であり、10 〜 15 回繰り返せる程度の強さのリズミカルな抵抗運動を有酸素性運動とほぼ同頻度で行うことが推奨されている。

45 心血管リハビリテーションプログラムに関する記述で誤っているものはどれか。1つ選べ。

a. わが国では急性冠症候群に対する回復期外来通院型心リハ実施は高度に普及している。

b. 急性心筋梗塞の心リハは①急性期、②回復期と後期回復期、③維持期からなる。

c. 急性期の目的は、発症から離床までに行われるもので、食事・排泄・入浴などの身の回りのことが安全にできるようにすることと、二次予防教育の開始である。

d. 維持期は社会復帰後生涯にわたり継続され、運動耐容能の維持や再発予防のための自己管理が重要となる。

46 ロコモティブシンドロームの定義の変更と概念に関する記述で誤っているものはどれか。1つ選べ。

a. 2012（平成24）年、2013（平成25）年から始まる健康日本21（第二次）で、ロコモティブシンドロームの認知度を上げることが目標となると決まった。

b. 日本整形外科学会は2013年からロコモティブシンドロームを介護予防だけを中心に進んできた。

c. 日本整形外科学会は2013年から「ロコモティブシンドロームとは運動器の障害のため、移動機能の低下をきたした状態で、進行すると介護が必要となるリスクが高まるもの」と定義している。このときからロコモティブシンドロームは介護予防と健康寿命延伸の両方をめざして進んできた。

d. 2013年、日本整形外科学会はロコモティブシンドロームの概念について「運動器を構成する骨、関節、神経、筋などに高齢者の common disease である骨粗鬆症、変形性関節症、変形性脊椎症、脊柱管狭窄症、サルコペニアなどの運動器疾患が起こるとそれらが連鎖、複合して、運動器の痛みや、筋力低下やバランス能力低下などの運動器の機能低下をきたし、またその機能低下が運動器疾患をさらに悪化させ、移動機能低下（歩行障害）に進展し、さらに悪化すると最後には介護状態にいたるというものである」とした。

47

ロコモティブシンドロームの原因となる主な運動器疾患に関する記述で誤っているものはどれか。1つ選べ。

a. 介護が必要となった原因疾患として、運動器疾患の割合は年々増加し、厚生労働省の2016（平成28）年の統計では骨折、関節疾患、脊髄損傷で約25％も占める。

b. 高齢者の骨折の多くは骨粗鬆症が原因の骨脆弱性骨折であるし、関節疾患の多くは膝関節や股関節に生じる変形性関節症である。

c. 高齢者の脊髄損傷の過半数は脊柱管狭窄症を有する脊椎・脊髄に骨折や脱臼を生じるくらいの外力が加わったために生じる骨傷性脊髄損傷である。

d. 40歳以上の有病者数を推計すると、骨粗鬆症が1,070万人、膝関節の変形性関節症が2,530万人、股関節の変形性関節症が1,200万人、腰椎の変形性脊椎症が3,790万人となる。

解答・解説

45：a

　わが国では急性冠症候群に対する急性期カテーテル治療は高度に普及しているのに比べ、心リハは不釣り合いといえるほど遅れており、とくに回復期外来通院型心リハ実施の普及の著しい遅れにより、多くの患者にとって心リハの恩恵を受けられない現状が明らかにされている。

46：b

　日本整形外科学会は2013年からロコモティブシンドロームは介護予防と健康寿命延伸の両方をめざして進んできた。

47：c

　高齢者の脊髄損傷の過半数は脊柱管狭窄症を有する脊椎・脊髄に骨折や脱臼を生じるほどでない外力が加わったために生じる非骨傷性脊髄損傷である。

48 運動器障害の複合と連鎖に関する記述で誤っているものはどれか。1つ選べ。

a. 骨粗鬆症による右大腿骨骨折をきたした患者の右膝に変形性関節症があれば、どちらか一つがある場合より移動機能に及ぼす影響は高い（障害の複合）。

b. 脊柱管狭窄症による筋力の低下が変形性膝関節症を悪化させる（障害の連鎖）。

c. 椎間板や関節軟骨などの変性が原因である腰椎の変形性脊椎症、膝関節の変形性関節症、股関節の変形性関節症は併存関係である。

d. 骨粗鬆症と変形性関節症、変形性脊椎症では起こっている病態は別であると考えられるので骨粗鬆症、腰椎の変形性脊椎症、膝関節の変形性関節症の併存の程度はほとんどない。

49 ロコモティブシンドロームの判定法に関する記述で誤っているものはどれか。1つ選べ。

a. 運動器の衰えは気づかないうちに進行し、ロコモティブシンドローム予防には対象を高齢者を中心にする必要がある。

b. 下肢筋力の検査法として、総合的な立ち上がるための下肢筋力を測定する立ち上がりテストを採用した。

c. 高齢者の歩行速度が低下する場合、歩調は変化せず歩幅が低下することもよく知られている。

d. 2015（平成27）年、日本整形外科学会はロコモ度テストに臨床判断値を設定し公表した。この臨床判断値は予防医学的見地から年齢によらずロコモティブシンドロームの程度を判別し、その予防や悪化の防止を図ろうとするものである。

解答・解説

48：d

　骨粗鬆症と変形性関節症、変形性脊椎症では起こっている病態は別であると考えられるのに、骨粗鬆症、腰椎の変形性脊椎症、膝関節の変形性関節症の併存の程度を調べた報告では、70歳代女性では約30％、80歳代の男性では約10％、80歳代の女性では約40％で三つが併存する。

49：a

　運動器の衰えは気づかないうちに進行し、ロコモティブシンドローム予防には対象をより広い年齢まで広げる必要がある。

50

ロコモティブシンドローム・サルコペニア・フレイルの包含関係に関する記述で誤っているものはどれか。1つ選べ。

a. 2018（平成30）年5月に開催された第91回日本整形外科学術集会におけるパネルディスカッション「百寿への運動器維持管理─フレイル、サルコペニア、ロコモへの対応」にて、ロコモティブシンドローム、サルコペニア、フレイルの包含関係に関する3つの発表があった

b. サルコペニアは筋力低下の要因の一つであり、ロコモティブシンドロームの原因となる疾患の一つである。

c. Frailty とは、高齢期に生理的予備能が低下することでストレスに対する脆弱性が亢進し、生活機能障害、要介護状態、死亡などの転帰に陥りやすい状態で、筋力の低下により動作の俊敏性が失われて転倒しやすくなるような身体的問題のみならず、認知機能障害やうつなどの精神・心理的問題、独居や経済的困窮などの社会的問題を含む概念である。

d. 身体的フレイルはロコモティブシンドロームに含まれないので、身体的フレイルの予防・対策には、運動器の専門家が考案したロコモティブシンドローム対策を使っていく必要はない。

51

ロコモティブシンドロームの対処法に関する記述で誤っているものはどれか。1つ選べ。

a. ロコモティブシンドロームを構成する運動器疾患があれば、その治療が必要である。

b. 進行した運動器疾患に対する手術は、ロコモティブシンドロームへの対処法ではない。

c. 運動器の疼痛にはその薬物療法も必要である。

d. 運動器の機能低下について、関節可動域の低下や柔軟性の低下にはストレッチなどの運動が有効である。

解答・解説

50：d

　身体的フレイルはロコモティブシンドロームに含まれるので，身体的フレイルの予防・対策には，運動器の専門家が考案したロコモティブシンドローム対策を使っていくべきであるといえる。

51：b

　運動器疾患が進行していればそれに対する手術もまたロコモティブシンドロームへの対処法である。

52 変形性関節症・変形性脊椎に関する記述で誤っているものはどれか。１つ選べ。

a. 変形性膝関節症の危険因子は、年齢、肥満などがある。
b. 変形性関節症、変形性脊椎は、老化性退行変化を基盤とした軟骨の変型および骨性増殖を本態とし、これらの変化に伴い関節痛・運動障害をきたす疾患である。
c. 変形性関節症の診断には画像評価が不可欠となる。
d. 画像診断のみで変形性関節症を定義することに関しては国際的に認められている。

53 次の４つの中で、高齢者にみられる骨折の頻度順が最も低いものを１つ選べ。

a. 鎖骨骨折
b. 大腿骨頸部骨折
c. 椎体骨折
d. 橈骨遠位端骨折

54 骨粗鬆症の危険因子に関する記述で正しいものの組み合わせはどれか。１つ選べ。

a．低骨密度により、骨折の相対危険度は 1.5 倍増加する。
b．既存椎体骨折の存在と新規椎体骨折の相対危険度の関連はあまりみられない。
c．喫煙は骨折の相対危険度を 1.25 倍増加する。
d．ステロイド使用は、骨粗鬆症性骨折の予防に役に立つ。

ア a・c 　**イ** b・c 　**ウ** c・d 　**エ** a・d

55

骨粗鬆症の治療に関する記述で正しいものの組み合わせはどれか。1つ選べ。

a. 骨粗鬆症の治療のための食事で大切なことは、エネルギーおよび各栄養素のバランスより、カルシウム、ビタミンD、ビタミンKなどを積極的に摂取することである。

b. 骨粗鬆症は個々の患者として取り上げられ治療が行われているのが現状である。

c. 既存骨折が存在する骨粗鬆症ではアレンドロネート、リセドロネート、ラロキシフェンが推奨される。

d. 薬物治療開始基準は、脆弱性骨折がある場合とない場合に大別される。

ア a・b　　**イ** b・c　　**ウ** c・d　　**エ** a・d

解答・解説

52：d

画像診断のみで変形性関節症を定義することに関しては異論も多く、米国リウマチ学会は1986年に変形性膝関節症診断基準を、臨床および臨床検査所見、臨床およびX線画像所見、臨床所見の3群における分類基準を、股関節変形性膝関節症に関しても1991年に分類基準を公表している。

53：a

54：ア

b. 既存椎体骨折の存在により、新規椎体骨折の相対危険度は4倍増加する。

d. ステロイド使用は、骨粗鬆症性骨折の相対危険度を1.71～2.63倍増加する。

55：ウ

a. 骨粗鬆症の治療のための食事で大切なことは、エネルギーおよび各栄養素がバランスよく摂取できたうえで、さらにカルシウム、ビタミンD、ビタミンKなど積極的に摂取することである。

b. いまだに骨粗鬆症は多様な状態の患者の集団として一括して取り上げられ、治療が行われているのが現状である。

56 慢性閉塞性肺疾患に関する記述で誤っているものはどれか。1つ選べ。

a. 慢性閉塞性肺疾患はタバコ煙を主とする有害物質を長期に吸入曝露することによって生じた肺の炎症性疾患である。

b. 臨床的には体動時の呼吸困難や慢性の咳嗽、喀痰を特徴とする。

c. 疫学調査である NICE study では 60 歳以上の日本人の 8.6％が慢性閉塞性肺疾患であると推定されている。

d. 厚生労働省の統計によると 2012 年の慢性閉塞性肺疾患死亡者数は 1 万 6402 人と増加傾向にあり、死亡順位は全体で 9 位となっている。

57 慢性閉塞性肺疾患の診断に関する記述で誤っているものはどれか。1つ選べ。

a. 気管支拡張薬吸入後のスパイロメトリーで 1 秒率が 70％未満であれば慢性閉塞性肺疾患と診断する。

b. 慢性閉塞性肺疾患の診断を確定するために、胸部 X 線画像検査や呼吸機能検査、心電図などにより類似病態を示す他疾患を除外することが必要である。

c. 慢性閉塞性肺疾患の病期分類は、予測 1 秒量に対する比率が用いられる。

d. 予測 1 秒量に対する比率は疾患の重症度による分類である。

解答・解説

56：c
　疫学調査である NICE study では 40 歳以上の日本人の 8.6％が慢性閉塞性肺疾患であると推定されている。

57：d
　予測 1 秒量に対する比率は気流閉塞の程度を示すものであり、疾患の重症度による分類ではない。

58 慢性閉塞性肺疾患の治療に関する記述で誤っているものはどれか。1つ選べ。

a. 喫煙者における慢性閉塞性肺疾患の発症率は5～10%程度である。

b. 1秒量は25歳をピークに、加齢に伴い20～30ml／年の割合で低下する。

c. 喫煙感受性のある軽喫煙者の1秒量の年間減少量は62ml／年、重喫煙者では80ml／年と高かった。

d. 過去に喫煙を中止した喫煙者の1秒量の年間減少量は37ml／年であり、禁煙により減少速度が低下することが示されている。

59 慢性閉塞性肺疾患の運動療法に関する記述で誤っているものはどれか。1つ選べ。

a. 身体不活動性は廃用症候群などの身体機能の失調を招き、社会的孤立、抑うつなどを背景に加えながら呼吸困難を増していく悪循環が生じる（息切れの悪循環）。

b. 呼吸リハビリテーションは、この悪循環を断ち切る方向にはたらき、呼吸困難の軽減、運動耐容能の改善、健康関連QOLおよび日常生活動作を改善させる。

c. 呼吸リハビリテーションは、入院回数や入院日数を短縮させ、生存期間の延長効果も期待されている。

d. 呼吸リハビリテーションは薬物療法と併用して行われ、薬物療法単独と比較して大きな効果が得られ、中断しても効果が失われることはない。

解答・解説

58：a

　喫煙者における慢性閉塞性肺疾患の発症率は15～20%程度である。

59：d

　呼吸リハビリテーションは薬物療法と併用して行われ、薬物療法単独と比較して大きな効果が得られる反面、中断すると効果が失われていくため、継続することが重要である。

60 慢性閉塞性肺疾患の運動療法のための評価項目の中で必須項目ではないものはどれか。1つ選べ。

a. フィジカルアセスメント（身体所見）
b. スパイロメトリー
c. 胸部単純X線写真
d. ADL

61 慢性閉塞性肺疾患の運動処方の内容に関する記述で誤っているものはどれか。1つ選べ。

a. 口すぼめ呼吸は、安定期慢性閉塞性肺疾患ではエビデンスの得られた呼吸法である。
b. ADLトレーニングは、向上させたい具体的な動作に対して直接アプローチし、日常生活における呼吸困難の軽減と動作遂行能力の向上、最終的にはQOL向上をめざす。
c. 下肢運動の有用性は高く、必須の構成要素である下肢運動による全身持久力トレーニングの方法として、平地歩行、階段昇降、踏み台昇降、自転車エルゴメータ、トレッドミルなどがある。
d. 運動強度が強いほど効果も大きく、運動時間は20分以上を目標とし行わなければならない。

62 慢性閉塞性肺疾患の運動療法の中止基準ではないものはどれか。1つ選べ。

a. 胸痛
b. 高度に収縮期血圧が上昇したり、拡張期血圧が下降した時
c. 年齢別最大心拍数の85%に達した時
d. 呼吸数が毎分30回以上の時

63 運動誘発性喘息に関する記述で誤っているものはどれか。1つ選べ。

a. 急に乾燥した冷たい外気を吸い込むと発作を起こすため、運動を始める際には十分にウォームアップを行い、ゆっくりと外気にからだを慣れさせる。

b. 運動前に予防的に使用する薬剤として吸入β刺激薬とメディエーター遊離抑制薬、ロイコトリエン受容体拮抗薬が推奨されている。

c. 運動誘発性喘息は普段の気管支喘息の管理が不十分な際に、より起こりやすくなるため、軽い運動ですぐ誘発される場合には長期管理の見直しが必要である。

d. 運動誘発性喘息は主に喫煙を原因とする好中球主体の慢性炎症性気道疾患である。

解答・解説

60：d

61：d
　運動強度が強いほど効果も大きく、運動時間は20分以上が目標とされているが、疾患の重症度、リスク、継続しやすさを考慮し、長期的に継続可能な負荷強度やトレーニング時間を個別に検討すべきである。

62：b
　高度に収縮期血圧が下降したり、拡張期血圧が上昇した時に運動療法を中止する。

63：d
　記述は、慢性閉塞性肺疾患の説明である。

64 がん（悪性新生物）の成因、病態に関する記述で誤っているものはどれか。1つ選べ。

a. がん（悪性新生物）は悪性腫瘍と同義であり、遠隔転移しうる腫瘍と定義される。

b. がんの原因となる遺伝子異常は一定の確率で内在性に発生しうるものであるが、生活習慣などの外的要素が大きく影響することが以前から広く知られている。

c. ハーバード大学のがん予防センターの1996（平成8）年に発表した推計では喫煙・食事・運動・飲酒などの生活習慣の代表的な要因が68%を占める一方で、他の多くの要因もコントロール可能であると考えられた。

d. わが国を含む東アジア諸国でがん要因の寄与割合の推計は欧米とほぼ同じ結果であった。

65 わが国におけるがん罹患数・死亡数の推移に関する記述で誤っているものはどれか。1つ選べ。

a. 人口の高齢化の影響を除いた年齢調整死亡率で評価すると、がんの罹患は1980年代以降増加している一方で、がんの死亡は1990年代半ばをピークに減少傾向に転じている。

b. 2012（平成24）年のがん罹患数は86万人（男性50万人、女性36万人）であり、1985年の約2.5倍に達した。部位別にみると、男性では胃、大腸、肺、前立腺の罹患数が多く、女性では乳房、大腸、胃、子宮、肺の罹患数が多い。

c. がんはわが国の死亡原因の第1位であり、全死亡の約3割を占める。

d. 高齢化の影響を除外した年齢調整死亡率をみると、多くの部位のがん死亡率は上昇傾向である。

解答・解説

64：d
　わが国を含む東アジア諸国でがん要因の寄与割合の推計では欧米と異なり、喫煙（男性：30%、女性：5%）と感染（男性：25%、女性：20%）の寄与が大きく、その他の要因の寄与は比較的小さいと推計されている。

65：d
　高齢化の影響を除外した年齢調整死亡率をみると、多くの部位のがん死亡率は低下傾向もしくは横ばいである。

66 わが国におけるがん対策に関する記述で誤っているものはどれか。1つ選べ。

a. わが国のがん対策は、1984（昭和59）年に策定された「がん克服新10か年計画」、1994（平成6）年に策定された「対がん10カ年総合戦略」、2004（平成16）年に策定された「第3次対がん10か年総合戦略」に基づいて取り組んできた。

b. 国民の生命および健康にとって、がんは依然として重大な問題であり、いっそうのがん対策の推進を図る必要があった。

c. がん対策を総合的かつ計画的に推進して、いっそうの充実を図るために、2007（平成19）年4月に「がん対策基本法（平成18年法律第98号）」が施行された。

d. がん対策基本法への対応として、厚生労働省は2007（平成19）年6月に「がん対策推進基本計画（第1期）」を策定した。

67 がん検診に関する記述で誤っているものはどれか。1つ選べ。

a. わが国におけるがん検診は、市区町村などの住民検診に代表される対策型検診と、人間ドックなどの任意型検診に大別される。

b. 厚生労働省では、「がん予防重点健康教育及びがん検診実施のための指針」を定め、市町村による科学的根拠に基づく対策型検診を推進している。

c. 2016（平成28）年の指針改正により40歳以上の男女を対象に2年に1回胃部X線検査もしくは胃内視鏡検査を実施することになった。

d. 大腸がん検診の方法としては、便潜血検査と大腸内視鏡検査の効果が証明されているが、簡便性などの理由により便潜血検査のみを行う。

解答・解説

66：a
　わが国のがん対策は、1984（昭和59）年に策定された「対がん10カ年総合戦略」、1994（平成6）年に策定された「がん克服新10か年計画」、2004（平成16）年に策定された「第3次対がん10か年総合戦略」に基づいて取り組んできた。

67：c
　従来は40歳以上の男女を対象に毎年胃部X線検査を施行していたが、2016（平成28）年の指針改正により50歳以上の男女を対象に2年に1回胃部X線検査もしくは胃内視鏡検査を実施することになった。

68 がん予防における運動・食事の意義に関する記述で誤っているものはどれか。1つ選べ。

a. 肥満度：できるだけやせる。
b. 身体活動：日常生活の中で活動的になる。
c. 体重を増やす飲食物：高カロリー食品や甘い飲料を制限する。
d. 植物性の食品を中心に摂取する。

69 がん患者における運動の意義、運動実施上の注意点に関する記述で誤っているものはどれか。1つ選べ。

a. 高度の貧血を有するがん患者は、貧血が改善するまで日常生活以外の運動を延期する。
b. 免疫不全状態にあるがん患者は、白血球数が安全な範囲に回復するまで公共ジムや公共プールを避ける。造血幹細胞移植後の患者は移植後1年が経過するまで、そのような場所での運動を避ける。
c. 末梢神経障害や失調を有するがん患者は、歩行やトレッドミルがよい。
d. 放射線治療を受けているがん患者は、治療部位の皮膚が塩素（水泳プールなど）に曝露するのを避ける。

70 認知症に関する記述で誤っているものはどれか。1つ選べ。

a. 認知症は加齢とともにその有病率が増加して今日のわが国のように高齢者人口が全人口の25%を超えて、高齢者数が増大すると当然のことながら認知症の有病者数も急激に増大する。
b. 最近の厚生労働省研究班の認知症の有病率調査から、65歳以上高齢者のうち認知症は推計で14.6%であり、2012（平成24）年時点では約462万人と推計されている。
c. 2010（平成22）年国民生活基礎調査のデータからみると、介護が必要となった主な原因としての認知症の割合は2001（平成13）年の調査では10.7%で第4位で、最近の2010（平成22）年まで続いている。
d. 今後団塊の世代を中心として高齢者人口が増加していくなかで、2025年ごろには600万〜800万人へと急増するとも推定されている。

71 脳血管認知症の原因疾患の危険因子で誤っているものはどれか。1つ選べ。

a. たんぱく質の摂取　　**b**. 食塩摂取　　**c**. 運動不足　　**d**. 飲酒

72 認知症の危険因子に関する記述で誤っているものはどれか。1つ選べ。

a. 現在、アルツハイマー型認知症の発症にかかわる生活習慣あるいは環境的因子として、食習慣では魚の摂取、野菜や果物の摂取、ワインの摂取などが関係していることがわかってきた。

b. 認知症には、文章を読む、知的なゲームをするなどの知的な生活習慣はあまりかかわっていない。

c. アルツハイマー型認知症の発症には、対人的な接続頻度も大きくかかわっていることが明らかになっている。

d. 魚の摂取に関しては、1日1回以上食べている人に比べてほとんど食べない人は、アルツハイマー型認知症の危険がおおよそ5倍であったという報告がある。

解答・解説

68 : a
　肥満度：正常な体重の範囲でできるだけやせる。

69 : c
　リクライニング式エアロバイクのほうがよい。

70 : c
　2010（平成22）年国民生活基礎調査のデータからみると、介護が必要となった主な原因としての認知症の割合は2001（平成3）年の調査では10.7％で第4位であったものが、最近の2010（平成22）年の調査では脳卒中に次いで、認知症は第2位と著しい上昇を示している。

71 : a

72 : b
　認知症には、文章を読む、知的なゲームをするなどの知的な生活習慣がかかわっていることも報告されている。

73 認知症の危険因子に関する記述で誤っているものはどれか。1つ選べ。

a. 心身に大きな効果をもたらす適切な運動習慣も、認知症予防の要因である。

b. ローリンらは、「運動をよく行い活動量の高い人」では、認知機能低下に対するリスク（オッズ比）は0.58、アルツハイマー型認知症に対しては0.50で、どのタイプの認知症に対しても0.63と、いずれも有意に認知症となることを抑制していたと報告されている。

c. アボットらは、1日の歩行距離とこの認知症発症リスクとの関係を分析すると、1日2マイル（約3.2km）以上歩く運動の多い群に比べ、0.25マイル（約0.4km）しか歩かない群では、認知症になるリスクが約1.9倍高くなっていた。

d. ロビオらは中年期に、少なくとも週2回の運動習慣やレジャーでの身体活動を有していた人は、認知症発症リスク、アルツハイマー型認知症とほかの要因を調整するとその発症が抑制できなかったと報告している。

74 MCI（軽度認知障害）の診断基準に関する記述で正しいものはどれか。1つ選べ。

a. 認知症または正常のいずれでもないこと。

b. 主観的な認知障害があり、同時に主観的な認知機能の経時的低下があること。

c. 客観的な低下の自己報告あるいは情報提供者による報告があること。

d. 日常生活能力は維持されており、かつ、複雑な手段的機能は必ず正常であること。

75 MCI 高齢者に対する無作為比較(RCT)及び運動・身体活動の効果に関するシステマティックレビューに関する記述で誤っているものはどれか。1つ選べ。

a. わが国においてもようやく最近、有酸素性運動を中心とした運動介入によって MCI 高齢者の認知機能低下の抑制が可能かどうか検討するとともに、認知脳容量、脳機能の向上が認められるかどうかを目的とした、ランダム化（無作為）比較試験（RCT）が実施されている。

b. MCI 高齢者に対する RCT の結果、運動教室群は健康講座群（対照群あるいはコントロール群）に比較しウエクスラー成人知能検査を含む精神心理的検査項目で有意な改善が認められたほか、脳容量の測定においても運動教室群において脳萎縮領域の割合が有意に減少することが確認されている。

c. 根治的治療法の確立されていない認知症、とくにアルツハイマー型認知症に対しては、運動を含めた身体活動（Physical Activity：PA）による、発症以前の生活習慣上の危険因子を可能な限り回避することが唯一の予防対策であると同時に有効な（非薬物的）療法と考えられている。

d. 認知症予防あるいは認知機能低下の予防に関する身体活動の有効性についての厳密な根拠は十分あるといえよう。

解答・解説

73：d
　ロビオらは中年期に、少なくとも週2回の運動習慣やレジャーでの身体活動を有していた人は、認知症発症リスク（オッズ比）は 0.48、アルツハイマー型認知症では 0.38 とほかの要因を調整しても著しくその発症が抑制されていたと報告している。

74：a
　b．客観的な認知障害があり、同時に客観的な認知機能の経時的低下があること。
　c．主観的な低下の自己報告あるいは情報提供者による報告があること。
　d．日常生活能力は維持されており、かつ、複雑な手段的機能は正常か、障害があっても最小であること。

75：d
　現時点では認知症予防あるいは認知機能低下の予防に関する身体活動 PA の有効性についての厳密な根拠は現時点では決定的に不足しているといえよう。

Memo

第 4 章

運動生理学

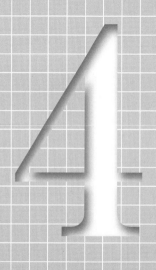

1
呼吸器官の構造に関する記述で正しいものの組み合わせはどれか。1つ選べ。

a．1個の肺胞の直径は呼気終了時で0.2mmほどで、片方の肺に約3億個以上も存在している。

b．呼吸器官は、空気の通り道である気道と、ガス交換を行う肺（実際は肺胞）に大別される。

c．肺は上方と周囲を胸郭（胸椎、肋骨、胸骨）、下方を横隔膜で囲まれている。

d．横隔膜の上下による呼吸を胸式呼吸、肋間筋による肋骨の上下による呼吸を腹式呼吸という。

ア a・b　**イ** b・c　**ウ** c・d　**エ** a・d

2
呼吸運動に関する記述で誤っているものはどれか。1つ選べ。

a．吸息は、運動時に外肋間筋収縮による肋骨の挙上も加わり、より多くの空気を吸い込む。

b．肺には筋肉がなく、自力で拡張・収縮できないので、換気は呼吸筋（横隔膜と肋間筋）と補助呼吸筋を用いた胸腔の拡大・縮小によって受動的に行われる。

c．呼息は、安静時には横隔膜が緊張し、もとの位置にもどって胸郭下部が上昇する。

d．吸気は、挙上していた肋骨の自重、または伸展していた肺や胸壁の弾性などの復元力によって受動的に行われる。

解答・解説

1：イ
a．1個の肺胞の直径は呼気終了時で0.2mmほどで、両肺に約3億個以上も存在している。全表面積は約70〜100㎡にもなる。
d．横隔膜の上下による呼吸は腹式呼吸、肋間筋による肋骨の上下による呼吸は胸式呼吸という。

2：c
呼息では、安静時には横隔膜が弛緩し、もとの位置にもどって胸郭下部が上昇する。

3 換気量に関する記述で誤っているものはどれか。1つ選べ。

a. 毎分換気量は一回換気量と呼吸数を掛け合わせたものである。

b. 毎分換気量を呼気で測った場合は毎分呼気量（VE）といい、吸気で測った場合は毎分吸気量（VI）という。

c. 口元で測定する一回換気量には肺胞まで届かない死腔量（150mℓ）は含まれない。

d. ガス量は温度と圧力の影響を受けるため、換気量関係は体内での状態（BTPS：37℃、測定時気圧、水蒸気飽和）に、また酸素摂取量関係は標準状態（STPD：0℃、1気圧、乾燥）に換算する。

4 呼吸器系に関する記述で誤っているものはどれか。1つ選べ。

a. 肺胞に送られてきた空気中の酸素は、拡散によって肺毛細血管に移動し、赤血球のヘモグロビンと結合し、心臓を経由して組織に送られる。

b. 有酸素性エネルギー供給機構では、ミトコンドリア内で酸素を用いてグルコースを燃焼し、水と二酸化炭素に分解し、そのときに産出されるエネルギーを利用してATPを再合成している。

c. 体内に取り組んだ酸素の量がわかれば、エネルギー消費量を明らかにすることができる。

d. 酸素摂取量を測定するには、呼気ガス濃度と換気量を測定し、（呼気量×呼気酸素濃度）−（吸気量×吸気酸素濃度）を求めればよい。

解答・解説

3：c	4：d
口元で測定する一回換気量には肺胞まで届かない死腔量（150mℓ）も含まれているため、ガス交換に有効に使える換気量は一回換気量から死腔量を引いた約350mℓしかない。	酸素摂取量を測定するには、呼気ガス濃度と換気量を測定し、（吸気量×吸気酸素濃度）−（呼気量×呼気酸素濃度）を求めればよい。

5 一般的な呼吸調節のメカニズムに関する記述で誤っているものはどれか。1つ選べ。

a. 様々な受容器または上位中枢から延髄にある呼吸中枢への出力。

b. 運動中は代謝（運動強度）に見合った換気調節のため、呼吸中枢への体液性または神経性の入力が重要である。

c. 呼吸中枢から呼吸筋への出力。

d. 呼吸中枢での入力の総合と呼吸パターンの決定。

6 呼吸器系に関する記述で誤っているものはどれか。1つ選べ。

a. 運動時の換気亢進で重要な役割を果たすのは神経性調節機構である。

b. セントラルコマンドと末梢神経反射は、両方とも運動時の換気亢進に大きく貢献しており、一方だけでは換気増大がまかなえない。

c. 上位中枢からの影響で、大脳皮質運動野から活動筋への運動指令が途中で呼吸中枢に漏れ出すことで運動強度に見合った換気の調節を行うというセントラルコマンドの経路がある。

d. 動脈血の二酸化炭素分圧（PCO_2）上昇は呼吸中枢の強力な刺激となる。

7 最大下運動時の換気・酸素摂取量動態に関する記述で誤っているものはどれか。1つ選べ。

a. ステップ負荷運動は、運動開始から一定のエネルギーが必要であるが、運動開始と同時に有酸素性エネルギー供給機構だけで必要なエネルギーをすべてまかなえる。

b. 持久性アスリートは有酸素性機構が素早くはたらくため酸素摂取量の立ち上がりが速く、定常状態に早く到達する。そのため乳酸などの代謝産物の蓄積が少なく済む。

c. 換気閾値は血中乳酸濃度が安静値から急増し始める点（乳酸閾値）とよく一致する。

d. 無酸素性作業閾値とは、有酸素性エネルギー供給機構が間に合わなくなって、無酸素性代謝が始まる点（閾値）である。

8 最大運動時の換気・酸素摂取動態に関する記述で誤っているものはどれか。1つ選べ。

a. 最大換気量に到達するころ、被験者は疲労困憊となり運動が続けられなくなる。そのときの1分間当たりの酸素摂取量の最大値が最大酸素摂取量である。

b. 換気閾値（VT）以上に負荷を上げていくと、血中のカリウムイオンや乳酸濃度が著しく増大し、化学受容器を強力に刺激する。また、神経性入力は負荷とともに大きく増大する。

c. 最大呼吸数は多い人で毎分60～70回にも達する。これは肺胞換気量からみると非常に効率の良い呼吸をしている。

d. 最大酸素摂取量は呼吸・循環機能の総合力を表している。

9 持久性トレーニングが呼吸機能に及ぼす影響に関する記述で誤っているものはどれか。1つ選べ。

a. 呼吸筋は直接的に激しい運動や最大酸素摂取量の制限因子になっている。

b. 肺活量や一回換気量など、容量的な値は体格に左右されるので、トレーニングによる改善の可能性（トレーナビリティ）は少ない。

c. 呼吸筋では他の骨格筋と同じように収縮のために酸素が必要である。

d. 持久性トレーニングにより持久的能力の指標とされる最大酸素摂取量は増大する。

解答・解説

5：a
　様々の受容器または上位中枢から延髄にある呼吸中枢への入力

6：b
　一方だけでも換気増大が十分まかなえ、両方が同時に作用しても換気が上がりすぎないように巧みに多重調節されている。

7：a
　ステップ負荷運動の場合、運動開始と同時に有酸素性エネルギー供給機構だけで必要なエネルギーをすべてまかなえるわけではない。

8：c
　呼吸数が多いことは、肺胞換気量からみると効率の悪い呼吸をしていることになる。

9：a
　呼吸筋は間接的に激しい運動や最大酸素摂取量の制限因子になっている。

10 血管系の構造と機能に関する記述で誤っているものはどれか。1つ選べ。

a. 心臓血管系の機能は、酸素と二酸化炭素の運搬だけではなく、栄養素、熱、ホルモン、白血球、抗体などを輸送する役割も担っている。

b. 静脈血は、並列にならんだ末梢組織に酸素や栄養素を運び、各組織から二酸化炭素や代謝産物を受け取り動脈血となる。

c. 心臓血管系は血液を送り出す心臓と動脈と静脈の血管系からなり、大循環と肺循環の2系列に分かれる。

d. 体循環では、心臓の左心室から動脈血管、毛細血管、静脈血管を経て右心室に戻るまでをいう。

11 心電図と心拍数に関する記述で誤っているものはどれか。1つ選べ。

a. 房室結節に活動電位が伝わり心室が興奮すると、Q波、R波、S波からなるQRS群が現れる。

b. 心臓副交感神経は洞房結節、房室結節、心房に広く分布する。一方、心臓交感神経は洞房結節、房室結節、心房に分布し、心室への分布はない。

c. 心拍動に伴う電位変化を体表面から記録したものが心電図である。

d. アドレナリンは心拍数と心筋収縮力の調節にかかわり、ノルアドレナリンは末梢血管の収縮作用にかかわる。

解答・解説

10：b
　動脈血は、並列にならんだ末梢組織に酸素や栄養素を運び、各組織から二酸化炭素や代謝産物を受け取り静脈血となる。

11：b
　心臓交感神経は洞房結節、房室結節、心房に広く分布する。一方、心臓副交感神経は洞房結節、房室結節、心房に分布し、心室への分布はない。

12 一回拍出量と心拍出量に関する記述で正しいものの組み合わせはどれか。1つ選べ。

a．1回の収縮で心房から拍出される血液量を1回拍出量（stroke volume：SV）という。

b．心拍数と1回拍出量の和が心拍出量であり、心臓の機能を表す指標である。

c．静脈還流量－EDV－心筋伸展－1回拍出量という一連の関係性をスターリングの心臓の法則という。

d．交感神経から放出されるノルアドレナリンや副腎髄質由来のカテコールアミンは、心筋収縮を上げESVを少なくさせ、ひいては1回拍出量を増大させるようにはたらく。

ア a・b **イ** b・c **ウ** c・d **エ** a・d

13 血管系の構造と主な血管の機能に関する記述で誤っているものはどれか。1つ選べ。

a．静脈には静脈弁があり、動脈よりも血管壁が厚く伸展性が低い。

b．大動脈の伸展性が低下すると血圧・血流の変動を平滑化ができなくなり、高血圧や心血管疾患のリスクを高める。

c．細動脈は血管抵抗をつくり末梢組織の血流量を調節する。このため「抵抗血管」と呼ぶ。

d．心臓を出た血管は大動脈、動脈、細動脈へと何度も分岐して毛細血管となり全身に分布する。

解答・解説

12：ウ

a．1回の収縮で心室から拍出される血液量を1回拍出量（stroke volume：SV）という。

b．心拍数と1回拍出量の「積」が心拍出量であり、心臓の機能を表す指標である。

13：a

静脈には静脈弁があり、動脈よりも血管壁が薄く伸展性が高い。

14 動脈血圧と心拍出量と総末梢血管抵抗との関係に関する記述で誤っているものはどれか。1つ選べ。

a. 血圧は、時刻、加齢、運動、姿勢、精神ストレス、環境温、脱水などさまざまな要因によって変化する。

b. 動脈血圧は心臓の拍動に同期して変動し、心臓の収縮期にもっとも高く、これを収縮期血圧（最高血圧）という。

c. 血管内を流れる血流量は、血圧差に反比例し血管抵抗には比例するという、電気のオームの法則と同じ関係にある。

d. 収縮期血圧と拡張期血圧の差を脈圧という。

15 循環器系と運動に関する記述で誤っているものはどれか。1つ選べ。

a. 心拍出量を末梢組織へ配分することを血流配分という。そしてさまざまな状況に応じて安静時の血流配分をし直すことを血流再配分という。

b. 低強度運動時には副交感神経活動の減衰により、高強度運動時には交感神経活動の亢進により、固有のリズムが変調されて心拍数が上がるとされている。

c. 高強度の運動時には心室拡張終期容量（EDV）が増加しなくなるが、代わりに心室収縮期容量（ESV）が低下して1回拍出量を増大させる。

d. 1回拍出量は低強度運動時にはわずかに、高強度運動時には大幅に増大する。

解答・解説

14：c
血管内を流れる血流量は、血圧差に比例し血管抵抗には反比例する。

15：d
1回拍出量は低強度運動時には大幅に、高強度運動時にはわずかに増大する。

16：a
動的運動時では活動筋における強力な局所性血管拡張作用が総末梢血管抵抗を下げる。

17：d
セントラルコマンドのはたらきにより、運動前から予期的に心拍数や血圧が上がる。

18：b
運動強度（酸素摂取量）が上がっても動脈血 O_2 濃度は安静時と変わらない。

16 静的運動および動的運動における動脈血圧に関する記述で誤っているものはどれか。１つ選べ。

a. 動的運動時では活動筋における強力な局所性血管拡張作用が総末梢血管抵抗を上げる。

b. 静的運動時における血圧上昇は、心拍数の増加による心拍出量の増大と総末梢血管抵抗の増大に起因する。

c. 静的運動時には、収縮期血圧、拡張期血圧、平均血圧が顕著に増大する。

d. トレッドミル走のような動的運動時には、収縮期血圧は上昇、拡張期血圧は低下傾向、平均血圧はわずかに上昇という反応がみられる。

17 血圧調整がはたらく仕組みに関する記述で誤っているものはどれか。１つ選べ。

a. 圧受容器反射は、負のフィードバック機構によって血圧を一定に保っている。

b. 圧受容器反射が常時血圧を監視しており、さまざまな血圧変動に対して一定の血圧を維持するようにはたらいている。

c. 筋収縮を起こす運動指令が骨格筋に下降する際、運動指令に同期した指令が大脳や視床下部を経由して延髄の心血管中枢に送られる。この指令をセントラルコマンドと呼ぶ。

d. 運動前から予期的に心拍数や血圧が上がることはない。

18 運動時の酸素摂取量と動静脈酸素較差との関係に関する記述で誤っているものはどれか。１つ選べ。

a. 酸素摂取量（VO_2）は「心拍出量」と「動静脈酸素較差」との積である。

b. 運動時に、運動強度（酸素摂取量）が上がると動脈血 O_2 濃度が上昇する。

c. 酸素摂取量＝心拍出量（＝心拍数×１回拍出量）×動静脈酸素較差と表せる。

d. 動静脈酸素較差とは、心臓をはさむ動脈血と混合静脈血（種々の組織を経由し混合した静脈血）との O_2 濃度の差である。

19 運動トレーニングによる心機能・血管機能の変化に関する記述で誤っているものはどれか。１つ選べ。

a. 大動脈伸展性（動脈コンプライアンス）は加齢とともに低下する。しかし、持久性運動は加齢に伴う動脈伸展性の低下を遅延させる。

b. レジスタンス系アスリートは心室壁が肥厚する心肥大が起こるため、１回拍出量が増大する。

c. 高強度の有酸素性運動を継続しているアスリートでは、運動習慣のない人や軽運動実施者に比べて動脈コンプライアンスが高くなる。

d. 長期間の高度なトレーニングを積んだアスリートでは、スポーツ心臓と呼ばれる心肥大が生じる。

20 神経系の構造に関する記述で誤っているものはどれか。１つ選べ。

a. ニューロンとニューロンの接合部をシナプスという。

b. ニューロンは細胞体と多数の突起とから成っており、突起のうち１本だけ長く伸びたものを樹状突起という。

c. 神経系は、神経細胞（ニューロン）と神経膠で構成される。

d. 情報を伝達するのがニューロン、ニューロンを束ねたり栄養を供給するのが神経膠である。

21 神経系の構造に関する記述で誤っているものはどれか。１つ選べ。

a. 体性ニューロンは機能に、感覚ニューロン、運動ニューロン、介在ニューロンの３種類に分類される。

b. 介在ニューロンは中枢神経系内でニューロンとニューロンを連絡するニューロンである。

c. α運動ニューロンは一般の骨格筋線維（錘外筋線維）を支配し、γ運動ニューロンは筋紡錘の錘内筋を支配する。

d. 随意運動に関与せず、もっぱら腺や内臓を支配して消化吸収やホルモン分泌などの植物的機能に関与するものを体性ニューロンという。

22 脳・神経系の構成に関する記述で誤っているものはどれか。1つ選べ。

a. 中枢神経系は解剖学的に灰白質と白質とに分類ができ、灰白質は、ニューロンの細胞体が集まった場所である。

b. 脊髄では灰白質は中心部にあり、これを角と呼ぶ。

c. 細かい調節を司る筋の支配比は大きく、大きな筋力を発揮する筋の支配比は小さい。

d. α運動ニューロンとそれに接続する骨格筋線維は運動の機能的最小単位ということになるので、「運動単位（motor unit）」と呼ばれる。

23 脳・脊髄の区分に関する記述で誤っているものはどれか。1つ選べ。

a. 小脳は、前葉、後葉、片葉小節葉の3葉に区分される。

b. 脳の大脳半球と小脳の表面には複雑な凹凸構造がある。陥凹部を回（かい）、凸部を溝（こう）という。

c. 脊髄は、頸髄、胸髄、腰髄、仙髄、尾髄に分かれる。

d. 脊髄は脊柱を構成する椎骨と椎体と椎弓で囲まれた椎孔のなかにある。

解答・解説

19：b
　レジスタンス系アスリートでは、左心室内腔が大きくならないため、持久性アスリートのような1回拍出量の増大はない。

20：b
　樹状突起→軸索

21：d
　dは自律性ニューロンの記述である。体性ニューロンとは、随意運動や骨格筋を効果器とする反射や感覚などの動物的機能に関与するニューロンをいう。

22：c
　細かい調節を司る筋の支配比は小さく、大きな筋力を発揮する筋の支配比は大きい。

23：b
　陥凹部を溝（こう）、凸部を回（かい）という。

24 大脳の運動制御系に関する記述で誤っているものはどれか。１つ選べ。

a. 通常の随意的な運動は大脳皮質から発した指令が種々の経路を介して脊髄の運動ニューロンに到達することによって発現する。

b. 一次運動野のほとんどの椎体細胞は位置よりも力と密接な関係にあり、この領野からの指令は筋の力を制御するための脳からの最終出力を発する。

c. 運動前野と補足運動野に帯状皮質運動野を加えた領野を高次運動野と呼ぶ。

d. 皮質脊髄路からの線維は脊髄で多数の細胞群と結合するため、一度に多くの細胞の活動を制御することができない。

25 小脳・脳幹・脊髄の運動制御系に関する記述で誤っているものはどれか。１つ選べ。

a. 小脳は、無意識的な姿勢制御や動作の微調整を司る不随意運動系の重要器官である。

b. 小脳は、大脳皮質後部の直下にあり、運動のコーディネーション、力発揮の強さや方向、タイミングなどの調節に重要な役割をもつ。

c. 脳幹は、中脳、橋、延髄、間脳から構成される。

d. 脊髄の白質部分には運動や感覚の神経核があって、感覚情報を脳幹や視床に伝えたり、脳からの運動指令を筋肉に伝えるはたらきを担う。

26 自律神経系に関する記述で誤っているものはどれか。１つ選べ。

a. 視床下部は脊髄と脳幹の自律神経調節を統合する高次の自律神経中枢といえる。

b. 大脳皮質は、視床下部と連携し本能、情動行動、それに伴う自律反応の協調と統御にかかわる。

c. 中枢から発したニューロンは効果器にいたる前にシナプスを形成し、他のニューロンに結合する。このシナプス結合部を自律神経節という。

d. 動物の生存にとってもっとも基本的な呼吸、循環、消化、代謝、分泌、体温調節、排泄などの機能は自律神経系が担っている。

27　効果器に関する記述で正しいものはどれか。1つ選べ。

a. 生体の内外へ反応を生じさせる器官。

b. 生体の内外に生じて生体の活動または活動変化を引き起こすなんらかの状況変化。

c. 刺激に応じて起こる生体の活動または活動変化。

d. 生体に加わる刺激を受け取る部分（刺激に対して最初に興奮を起こす器官）。

28　随意運動と不随意運動に関する記述で誤っているものはどれか。1つ選べ。

a. 自分の意思で開始される身体運動を随意運動、自分の意思とは無関係に開始される身体運動を不随意運動という。

b. 不随意運動は、反射、自動運動、情動運動、病的動作に分けられる。

c. $\alpha-\gamma$共同活動とは、随意運動の遂行中にα運動ニューロンと同時にγ運動ニューロンがはたらくことである。

d. 伸張反射では、筋拡張が起こると錘内筋線維はたるむのでⅠa求心性ニューロンの活動が止まり、反射は終了する。

解答・解説

24：d
　皮質脊髄路からの線維は脊髄で多数の細胞群と結合するため、一度に多くの細胞の活動を制御することができる。

25：d
　脊髄の灰白質部分には運動や感覚の神経核があり、感覚情報を脳幹や視床に伝えたり、脳からの運動指令を筋肉に伝えるはたらきを担う。

26：b
　bは大脳辺縁系に関する記述である。大脳皮質は、内側前頭前野が大脳辺縁系からの入力を受け、間接的に自律神経系を調節する。

27：a
　b＝刺激、c＝反射、d＝受容器

28：d
　伸張反射では、筋収縮が起こると錘内筋線維はたるむのでⅠa求心性ニューロンの活動が止まり、反射は終了する。

29 運動に関係する重要な反射として、姿勢反射に含まれないものはどれか。1つ選べ。

a. 緊張性頸反射
b. 緊張性迷路反射
c. モロー反射
d. 踏みなおり反射

30 脳神経の発育および加齢に関する記述で誤っているものはどれか。1つ選べ。

a. スキルを司る脳重量（神経型）は12歳頃までにほぼ成人の値に達する。
b. スキルを要する匠な動作の練習は、脳の発達する時期に合わせてできるだけ早い時期に始めたほうがいい。
c. できる限り多様な運動を経験し、できるだけ多数のシナプスの伝達効率をよくしておくことが重要である。
d. 幼児や児童は骨や筋が発達しているため、からだの特定の部分に集中的に負荷のかかるような運動を繰り返してもいい。

31 骨格筋に関する記述で誤っているものはどれか。1つ選べ。

a. 運動・トレーニングの目的の一つは、骨格筋の力学的、代謝的機能を高めることにあり、神経系の機能を改善することではない。
b. 骨格筋は体温維持のための熱源として重要である。
c. ヒトでは、骨格筋は全体として体重の40％前後を占める巨大な器官である。
d. 骨格筋は、日常動作からスポーツ動作まで、ヒトのすべての身体運動の動力源（モーター）としてはたらく。

32 骨格筋の構造と特性に関する記述で誤っているものはどれか。1つ選べ。

a. 紡錘状筋に比べて、羽状筋のほうが横断面積が大きい。

b. 身体内には400以上の筋があるが、そのほとんどが紡錘状筋である。

c. 筋の両端では、筋内膜、筋周膜、筋外膜と連続した結合組織が腱をつくっている。

d. 骨格筋は、筋組織、結合組織、神経、血管からなる器官である。

33 筋線維の微細形態に関する記述で誤っているものはどれか。1つ選べ。

a. 筋原線維を光学顕微鏡で観察すると、明暗の横紋がみえる。横紋のなかで、暗くみえる部分をⅠ帯、明るく見える部分をA帯と呼ぶ。

b. 筋線維は、発生の段階で筋芽細胞と呼ばれる細胞が多数融合してできた多核細胞である。

c. ミオシン頭部には、アクチン分子と結合する部分と、筋活動のエネルギー源であるアデノシン三リン酸（ATP）を結合する部分がある。

d. 太いフィラメント、細いフィラメントはそれぞれ、ミオシンフィラメント、アクチンフィラメントとも呼ばれる。

解答・解説

29：c
モロー反射は原始反射である。姿勢反射には立ち直り反射が含まれる。

30：d
幼児や児童は骨や筋が未発達であるから、からだの特定の部分に集中的に負荷のかかるような運動を繰り返すことは避ける。

31：a
運動・トレーニングの目的の一つに骨格筋の力学的、代謝的機能を高めるとともに、その活動を調節する神経系の機能を改善することにある。

32：b
身体内には400以上の筋があるが、そのほとんどが羽状筋である。

33：a
Ⅰ帯⇔A帯

34 骨格筋の神経と筋機能に関する記述で誤っているものはどれか。1つ選べ。

a. 太いフィラメントと細いフィラメントの長さは常に一定で、これらが互いに滑り合うようにして筋活動が起こると考えられ、このような考え方を滑り説という。

b. 同じ運動単位に属する筋線維のうち、あるものは活動し、他は活動しないということは起こらない。

c. 筋線維の電気的興奮（活動電位の発生）から収縮が生じるまでの仕組みを、興奮収縮と呼ぶ。

d. 実験上、1個の活動電位を筋線維に生じさせたときに起こる1回の短い収縮を強縮と呼び、繰り返し刺激によって、一連の活動電位を生じさせたときに起こる収縮を単収縮と呼ぶ。

35 筋線維タイプに関する記述で誤っているものはどれか。1つ選べ。

a. 伸張性筋活動や、瞬発的な筋力発揮の場合には、サイズの原理に反して、FT線維から優先的に動員される場合もある。

b. 筋線維は大きく、速筋線維と遅筋線維に分類される。

c. 速筋線維は外観上赤みをおびていることから、赤筋線維とも呼ばれる。

d. 一般に、ST線維を支配する運動神経は、その細胞体が小さく、興奮の閾値が低く、神経支配比が小さいという特徴をもつ。

解答・解説

34：d
　　単収縮と強縮の説明が逆である。

35：c
　　cの記述は遅筋線維の説明である。速筋は白筋線維とも呼ばれる。

36 骨格筋の力学的特性に関する記述で誤っているものはどれか。１つ選べ。

a. 長さ－張力関係には、最大の張力が発揮される長さがあり、これを至適長という。

b. 筋にはエンジンとしてのはたらきのほか、ブレーキとしてのはたらきがある。

c. パワーは大きな負荷をどれだけ高速で動かせるかを示す指標ともいえる。

d. 力－速度関係は、荷重の増加とともに、筋の短縮速度も増加することを示す。

37 筋運動のエネルギー供給機構に関する記述で誤っているものはどれか。１つ選べ。

a. 筋線維には、ATP再生機構、無酸素的解糖系、有酸素系の３つのエネルギー供給系がある。

b. 有酸素系は、無酸素的解糖系に比べて ATP を合成することができない。

c. タイプⅡ線維から排出された乳酸は、遅筋線維や心筋細胞に取り込まれてエネルギー源として再利用される。

d. 筋収縮によって ATP が消費され、ADP が生成されると、この反応によって即時に ADP から ATP が再合成される。

解答・解説

36：d
　　力－速度関係は、荷重の増加とともに、筋の短縮速度は低下することを示す。

37：b
　　有酸素系は、無酸素的解糖系に比べ、18倍の量の ATP を合成することができる。

38 エネルギー供給系と筋疲労に関する記述で正しいものの組み合わせはどれか。1つ選べ。

a. ハイパワーの運動では、無酸素的解糖系の亢進によって乳酸イオンと水素イオンが細胞内に蓄積すると、反応生成物阻害によって ATP 加水分解反応を強く阻害し、疲労の要因となる。

b. 長時間にわたるローパワーの運動では、グリコーゲンなどのエネルギー基質が減少することにより ATP 再合成速度が低下し、徐々に Pi 濃度が上昇して疲労にいたる。

c. ミドルパワーの運動では、乳酸、水素イオン、アデノシンなどが生成され、速筋線維から排出される。

d. ミドルパワーの運動では、細胞内の PCr 濃度の低下と Pi 濃度の上昇がすみやかに起こる。

ア a・b　**イ** a・c　**ウ** b・c　**エ** a・d

39 運動・トレーニングに対する骨格筋の適応に関する記述で誤っているものはどれか。1つ選べ。

a. 高強度の運動やレジスタンストレーニングを継続すると、骨格筋は肥大し、筋横断面積の増大が起こる。こうした適応を一般に労作性筋肥大という。

b. レジスタンストレーニングによる筋肥大は、トレーニング開始後ただちに起こる。

c. 加齢性筋減弱症(サルコペニア)のメカニズムには、加齢そのものに起因する部分と、加齢に伴う運動不足による部分の二者を含むと考えられている。

d. トレーニングによって肥大した筋では、個々の筋線維の横断面積が増大しており、その肥大率もおおむね筋全体の肥大率に近い。

解答・解説

38:ウ
　aはミドルパワーに関する記述であり、dはハイパワーに関する記述である。

39:b
　レジスタンストレーニングによる筋肥大は、トレーニング開始後1～2週間程度から徐々に起こる。

40 運動・トレーニングに対する骨格筋の適応に関する記述で誤っているものはどれか。1つ選べ。

a. トレーニングは、ミトコンドリア数、ミオグロビン量、酸化系酵素、筋線維あたりの毛細血管数などが増加し、局所的持久力の上昇につながる。

b. 有酸素運動から高強度レジスタンストレーニングにいたる、ほぼすべての運動・トレーニングは筋線維タイプをより持久性の高い遅筋線維の方向へと変化させることが示されている。

c. 運動・トレーニングや不活動は筋線維のサイズに影響を及ぼすばかりではなく、筋線維の特性にも影響を及ぼす。

d. トレーニングを休止し、筋量や筋力が減少した場合、トレーニング再開後にはそれらは回復しない。

41 ホルモンに関する記述で誤っているものはどれか。1つ選べ。

a. 標的細胞に達したホルモンは細胞膜あるいは細胞質にあるホルモン固有の受容体と結合して細胞内にシグナルを伝達し、ホルモン効果を引き起こす。

b. ホルモンが細胞間液を拡散することで隣接した細胞に作用することをパラクリン（傍分泌）と呼ぶ。

c. ホルモンは生体の恒常性維持やエネルギー代謝の調節、成長、生殖機能の維持などで重要な役割を果たす。

d. 放出されたホルモンが分泌器官から離れた標的器官に作用することをオートクリン（自己分泌）と呼ぶ。

解答・解説

40：d
　トレーニング再開後に筋量や筋力は急速に回復する。

41：d
　dはエンドクリン（内分泌）の記述である。オートクリン（自己分泌）は分泌した細胞自身にはたらくことをいう。

42 視床下部から放出されるホルモンで正しい組み合わせはどれか。1つ選べ。

a．プロラクチン放出ホルモン
b．黄体形成ホルモン
c．甲状腺刺激ホルモン放出ホルモン
d．アルドステロン

ア a・b **イ** a・c **ウ** b・c **エ** a・d

43 運動ストレスによるホルモン分泌に関する記述で誤っているものはどれか。1つ選べ。

a. 運動によるACTHやアドレナリンの分泌反応をトレーニング前後で比較すると、絶対的運動強度が同じであればトレーニング後に分泌応答は増強する。

b. HPA軸のホルモンはストレス反応で重要な役割を果たす。

c. レジスタンス運動は強度依存的にHPA系を興奮させる。

d. 運動強度は高くなくとも長時間に及ぶ場合や、短時間であってもきわめて激しい運動でもHPA軸のホルモン分泌を促進させる。

44 運動時の糖代謝にはたらくホルモンに関する記述で誤っているものはどれか。1つ選べ。

a. インスリンは膵臓ランゲルハンス島のβ細胞から血糖の上昇に反応して分泌され、標的細胞の糖取り込みを促進する。

b. アドレナリンやグルカゴンは肝臓のグリコーゲン分解を促進して血糖を上昇させる。

c. 糖質代謝にかかわる主なホルモンは、グルカゴンやコルチゾール、カテコールアミンおよびインスリンである。

d. インスリンは血糖上昇性にはたらく。

45 脂肪代謝にはたらくホルモンに関する記述で誤っているものはどれか。1つ選べ。

a. 低強度運動では遊離脂肪酸が主なエネルギー源として利用される。

b. 低強度の運動では、ノルアドレナリンとアドレナリンの上昇は安静時の2倍程度にすぎないが、アドレナリンは主に脂肪組織の脂肪分解反応を高める。

c. 運動強度が50〜75% $\dot{V}O_{2max}$ になるとカテコールアミンの血中濃度は安静時の4〜6倍に上昇し、筋肉のグリコーゲン分解反応や脂肪組織の脂肪分解反応も強まる。

d. 脂肪細胞の脂肪分解はカテコールアミンによって促進され、インスリンによって抑制される。

46 GH(ソマトトロピン)に関する記述で誤っているものはどれか。1つ選べ。

a. 骨細胞や筋肉においてアミノ酸の取り込みとたんぱく質合成を増し、筋肉や脂肪組織のグルコース取り込みを抑えて血糖値を上昇させる。

b. スプリント運動によるGH分泌量を陸上競技の短距離走者と長距離走者で比較すると、長距離走者のほうがGH分泌量は大きい。

c. GHの分泌は運動強度依存的に増加する。しかし長時間に及ぶ運動ではGHの血中濃度は逆に低下していく。

d. GHは肝臓や骨のソマトメジンを放出し、放出されたソマトメジンは細胞のアミノ酸摂取を増加させてリボソームでのたんぱく質合成を盛んにする。

解答・解説

42：イ
　bは下垂体前葉から放出されるホルモン、dは副腎皮質から放出されるホルモン。

43：a
　運動によるACTHやアドレナリンの分泌反応をトレーニング前後で比較すると、絶対的運動強度が同じであればトレーニング後に分泌応答は減弱する。

44：d
　インスリンは血糖降下性にはたらく。

45：b
　主に脂肪組織の脂肪分解反応を高めるのはノルアドレナリンである。

46：b
　短距離走者と長距離走者で比較すると、短距離走者のほうがGH分泌量は大きい。

47 性ホルモンに関する記述で誤っているものはどれか。1つ選べ。

a. 女性は比較的激しいトレーニングを行っていると無月経になることがあり、このような女性アスリートでは正常月経者と比べて生殖ホルモンレベルが低下している。

b. 加齢によってテストステロンの分泌量は低下するが、高齢者の男性でも運動による血中濃度の増加はみられる。

c. 男性の血中テストステロン濃度は長期間にわたる持久性運動によって増加するが、長期間にわたる高強度運動では低下するという報告が多い。

d. 女性ホルモンの分泌は下垂体前葉の黄体形成ホルモンと卵胞刺激ホルモンによって調節される。

48 体液調節にかかわるホルモンに関する記述で誤っているものはどれか。1つ選べ。

a. 運動によるレニン分泌の増加はトレーニングにより小さくなる。

b. バソプレッシンやアルドステロンの分泌は 60% $\dot{V}O_{2max}$ の運動強度を超えると、血漿浸透圧や血圧の上昇に伴って有意に増加しはじめる。

c. 水や Na の調節にはたらく主なホルモンはバソプレッシン、レニン－アンジオテンシン－アルドステロン系および心房性ナトリウム利尿ペプチドである。

d. バソプレッシンは血管を収縮し血圧を上昇させ、腎臓における水の再吸収を促進するため、尿量は増加し、尿の浸透圧が低下する。

解答・解説

47：c
　男性の血中テストステロン濃度は長期間にわたる持久性運動によって低下するが、長期間にわたる高強度運動では増加するという報告が多い。

48：d
　バソプレッシンにより、尿量は減少し、尿の浸透圧が上昇する。

49 免疫系に関する記述で誤っているものはどれか。1つ選べ。

a. いったん免疫系に認識された抗原情報は、その抗原に特異的に応答する記憶細胞として体内に長期間保存されるため、個体は再度侵入した同一の抗原を効率よく処理できる。

b. 過剰な免疫応答は自己免疫疾患やアレルギー疾患を引き起こし、正常な組織を破壊することもあり、免疫応答は功罪二面性をもつ。

c. 栄養失調、高齢やエイズにみられるような免疫不全状態では感染症やがんの増殖を招く。

d. リンパ球は、好中球、単球、マクロファージなどを指す。

50 体力と感染リスクに関する記述で誤っているものはどれか。1つ選べ。

a. 運動中には皮膚・粘膜への血液循環が抑制されるため、病原体が侵入しにくい。

b. 激しいトレーニングを継続するアスリートは、くしゃみ、鼻汁、咽頭痛を主症状とする上気道感染症の頻度が一般人より3倍も高い。

c. アスリートは、団体行動や集団生活、物品の共用を行う機会も多く、病原体が伝播しやすい。

d. 運動と感染の関連性についてはJカーブモデルが提唱されている。

解答・解説

49：d
　dは食細胞の記述である。リンパ球はナチュラルキラー細胞、Tリンパ球、Bリンパ球などに大別される。

50：a
　運動中は、病原体が侵入しやすい。

51 炎症・アレルギー反応に関する記述で正しいものの組み合わせはどれか。1つ選べ。

a. 物理的バリアの次に機能する生体防御機構として、リンパ球が重要である。
b. 炎症とは物理的、化学的、生物学的ストレスに対する非特異的な生体防御反応である。
c. 好中球、単球は運動負荷により血中細胞数が減少する。
d. アスリートには運動誘発性喘息、運動誘発性アナフィラキシー、花粉症、アトピー性皮膚炎などのアレルギー疾患が多い。

ア a・b　　**イ** a・c　　**ウ** b・c　　**エ** b・d

52 運動と体液性免疫・粘膜免疫に関する記述で誤っているものはどれか。1つ選べ。

a. 唾液中の分泌型 IgA 値が粘膜免疫の指標として頻用されるが、軽い運動では影響はないが、高強度で長時間の激運動では増加する。
b. 免疫グロブリンの血中濃度や特異抗体産生能は、通常運動の影響を受けない。
c. 粘膜における免疫では、まず物理的粘膜バリアが粘膜下への病原体の侵入を阻止する。
d. オプソニン化とは、病原体が食細胞に取り込まれやすくすることである。

53 運動と細胞性免疫に関する記述で誤っているものはどれか。1つ選べ。

a. 激運動後には数時間にわたり免疫機能が一過性に低下し免疫抑制状態が生じる。
b. 短時間・高強度の急性運動時にもっとも鋭敏に反応する白血球は NK 細胞である。
c. 適度な運動はマクロファージの細胞数や活性も一過性に抑制するが、激運動はマクロファージの機能を一過性に高める。
d. 血中 NK 細胞数は最大運動の直後に 5 倍程度も上昇する一方、運動終了後には運動前値の半数まで減少し劇的な変動がみられる。

54

サイトカインに関する記述で誤っているものはどれか。1つ選べ。

a. 末梢血リンパ球による Th1 サイトカイン産生能は激運動により増加する。

b. サイトカインは炎症反応や免疫応答等を調節する細胞間情報伝達物質である。

c. 重症感染症や外傷、熱傷、循環不全など生体に極端なストレスが加わると、血中に放出され高サイトカイン血症を起こす。

d. 細胞性免疫を活性化してウイルス・真菌などの病原体や腫瘍細胞を排除するインターフェロン‐γ、IL‐2 は免疫調節性サイトカインと呼ばれる。

55

運動トレーニングと免疫能に関する記述で誤っているものはどれか。1つ選べ。

a. 減量を要する競技種目は、栄養摂取制限化でトレーニングを行ううえに、試合前の精神的ストレスなど悪条件も重なるため、上気道感染症やヘルペスなどの感染症を起こしやすい。

b. IgG 値は、通常のトレーニングではそれほど影響を受けない。

c. 持久性運動を主体に行うアスリートは安静時の分泌型 IgA 値が高い。

d. 長期間の高強度トレーニングはマクロファージによる炎症反応を抑制する。

解答・解説

51：エ
a．リンパ球ではなく、食細胞が重要である。
c．好中球、単球は運動負荷により血中細胞数が増加する。

52：a
高強度で長時間の激運動では低下する。

53：c
適度な運動はマクロファージの細胞数や活性も一過性に高めるが、激運動はマクロファージの機能を一過性に抑制する。

54：a
末梢血リンパ球による Th1 サイトカイン産生能は激運動により低下する。

55：c
持久性運動を主体に行うアスリートは安静時の分泌型 IgA 値が低い。

56 休養・栄養面と免疫能に関する記述で誤っているものはどれか。１つ選べ。

a. 激運動の前後に炭水化物を十分に摂取することによって運動中の血糖値が維持され、免疫細胞のエネルギー基質であるグルタミンの血中濃度低下などを予防できる。

b. 内容的に同じトレーニングでも休養を十分に取った上で行えば、急性のストレス応答は小さくすむ。

c. 激しいトレーニングを行うと筋・関節などの組織損傷によりサイトカインが産生される。

d. 運動中の水分補給は脱水や熱中症の予防に重要であるが、激運動による分泌型 IgA の低下を予防することはできない。

57 体温調節に関する記述で誤っているものはどれか。１つ選べ。

a. 運動による熱産生と身体外部からの熱負荷の両者が運動時には身体に影響し、これらに対してヒトは主に放射、対流、伝導による熱放散および汗の蒸発による熱放散手段により体外へ熱を放散している。

b. 体温調節中枢としての視床下部は体温を一定に保つために熱産生器官や熱放散器官に命令を送っている。

c. 運動時の体温を検討する場合には深部体温を反映する食道温、鼓膜温および直腸温が利用される。

d. 寒冷下では、ヒトは幼児期にはふるえ熱産生が重要になり、成人では非ふるえとふるえの両方が代謝量増加に貢献する。

58 体温上昇を変化させる要因に関する記述で誤っているものはどれか。1つ選べ。

a. 子どもの運動時における皮膚血流量は成人より少ない。

b. 皮膚と衣類との間の衣服内温度・湿度に関連し皮膚温が上昇すると、皮膚血流量や発汗量の増加を引き起こし、生体への熱負荷が増え、高体温や脱水を引き起こすこともある。

c. 運動強度に比例して増加する酸素摂取量と同様に定常状態の体温も運動強度に比例して上昇する。

d. 男性と比べて、女性の発汗量は少ないが、無効発汗量も少なく、発汗効率は男性より高い。

59 高温下での運動に関する記述で誤っているものはどれか。1つ選べ。

a. 高温下での運動パフォーマンス低下には運動前の体温自体も関係する。

b. 高温下では、循環調節と体温調節の間で起こる競合が大きく、運動遂行能力を制限する。

c. 短時間の高強度運動であれば、高温下でも制限されない。

d. 高体温は運動時の換気を亢進させ、過換気→動脈血二酸化炭素分圧低下→脳血流低下を起こす。

解答・解説

56：d
　運動中の水分補給は唾液の分泌を増やすため、激運動による分泌型 IgA の低下を予防する。

57：d
　幼児期には非ふるえ熱産生が重要となる。

58：a
　子どもの運動時における皮膚血流量は成人より多い。

59：c
　短時間の高強度運動も高温下では制限される。

60 熱中症発症に関する記述で誤っているものはどれか。1つ選べ。

a. 熱中症には、熱失神、熱けいれん、熱疲労、熱射病がある。

b. 運動時の熱中症発生件数は WBGT が 28 ～ 30℃で多く、低温下では熱中症は発生しない。

c. 熱中症は体温の異常な上昇、循環不全、水分・塩分の欠乏などが原因で起こる。

d. 体温上昇などによる暑熱障害の総称を熱中症と呼ぶ。

61 暑熱順化と運動トレーニングに関する記述で誤っているものはどれか。1つ選べ。

a. 高温曝露の反復により同一体温における皮膚血流量は少なくなる。

b. 高温下や暑熱下では持久性運動能力は低下するが、暑熱下での運動トレーニングはその低下を軽減する。

c. 10 日間にわたって暑熱下で最大酸素摂取量の 60％強度の自転車運動を疲労困憊まで実施すると、運動継続時間は延長する。

d. 高温下での運動トレーニングは安静時での温熱負荷時や運動時の発汗反応を改善する。

62 寒冷下での運動に関する記述で誤っているものはどれか。1つ選べ。

a. 寒冷下での軽い運動では皮膚温は上昇せず、むしろ安静時より低下し、この低下は身体の末梢部ほど大きい。

b. 褐色脂肪組織は、非ふるえ熱産生にとって重要な器官である。

c. 寒冷下での最大下運動では筋血流の低下や運動単位の動員増加が起こり、これにより乳酸産生が多くなり、早く疲労にいたる。

d. 皮下脂肪が同じであっても持久性トレーニングを行っている人はそうでない人に比べると寒冷環境下での皮膚血管収縮が小さい。

63 高地における運動能力に関する記述で誤っているものはどれか。1つ選べ。

a. 高地トレーニング効果は長時間続くわけではなく、2～3週間程度で消失する。

b. 高地条件では長距離走には有利にはたらき、短距離走には不利にはたらく。

c. 高地トレーニングはヘモグロビンの増加、血管新生といった高所への適応により、平地でトレーニングするよりも効果的に酸素摂取能力が高まる。

d. 低酸素は肺以外の体血管の拡張を引き起こし、肺では低酸素性肺血管収縮が生じる。

64 水中環境が身体諸機能に与える影響に関する記述で誤っているものはどれか。1つ選べ。

a. 水中で息を止めると心拍数は低下し、一般に、顔面浸水によって徐脈の程度は増大する。

b. 水中運動時の心拍数は陸上運動時より少ない。

c. 大気中の運動に比べて水中での運動は下肢関節への負担が増大する。

d. 水の熱伝導率は空気の25倍以上も高く、比熱も空気より1,000倍以上も高いため、体温調節系に及ぼす水温の影響は大きい。

解答・解説

60：b
　低温下でも熱中症は発生する。

61：a
　皮膚血流量は多くなる。

62：d
　皮下脂肪が同じであっても持久性トレーニングを行っている人のほうが皮膚血管収縮は大きい。

63：b
　長距離走⇔短距離走

64：c
　水中の運動は大気中の運動に比べて下肢関節への負担が軽減する。

65 水中運動およびトレーニング効果に関する記述で誤っているものはどれか。1つ選べ。

a. 水中では浮力の影響で体重支持、姿勢保持にかかわる抗重力筋を緊張させる。

b. 水泳・水中運動プログラムの実践が健康増進にとどまらず、身体障がい者や自閉症児の障害改善に成果を挙げる可能性がある。

c. 水中運動は、中高年者はじめ各世代で健康増進の手段として行われている。

d. 水中運動は自律神経機能の賦活などリラクセーションの手段として用いられている。

解答・解説

65：a
　　緊張させる→弛緩させる

第5章
機能解剖とバイオメカニクス（運動・動作の力源）

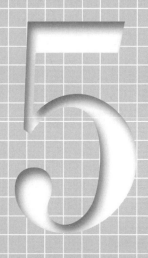

1 運動と力に関する記述で正しいものの組み合わせはどれか。1つ選べ。

a. 身体に加わる外力は重力・抵抗・地面反力の3つである。
b. 物体を加速しようとするとき、加速度と逆向きに現れる抵抗力を慣性力という。
c. 重力の大きさは物体の質量に反比例する。
d. 力の三要素とは力の①大きさ、②強さ、③方向である。

ア a・b　**イ** b・c　**ウ** c・d　**エ** a・d

2 運動と力に関する記述で誤っているものはどれか。1つ選べ。

a. 接触している2つの物体が滑ろうとする時に現れる抵抗が「摩擦」であり、動きを妨げる力を「摩擦力」という。
b. 物体が動き出す直前の摩擦力を最大摩擦抵抗力という。
c. 物体が動き出すと物体の速度と関係なく摩擦抵抗の大きさは一定であることが多い。この摩擦力を動摩擦抵抗と呼ぶ。
d. ボールはいわゆるトップスピン回転しながら飛行するとき、ボールの下部の空気はボールの回転に引っ張られて速くなり、逆に上部は遅くなる。そうするとボールの後方のは上方に流れていき、その反作用として空気からボールに力が下向きにはたらく。このような現象を「マグヌス効果」という。

解答・解説

1：ア
　c. 反比例する→比例する
　d. 力の三要素とは力の①大きさ、②作用
　　点、③方向である。

2：b
　最大摩擦抵抗力→最大静止摩擦力

3 運動と力学の基礎に関する記述で誤っているものはどれか。1つ選べ。

a. 「慣性の法則」は、物体は外からいかなる作用（力）も受けないときは、静止しているか、等速運動を続ける、というものである。

b. 「運動（加速度）の法則」は、物体に力Fを加えた場合、その加速度aは質量mに反比例する、というものであり、式としてはF＝maと表される。

c. 物体が直線運動をしている場合、単位時間当たりの速度時間を加速度という。ある質量の物体の加速度は、力の方向に生じ、力の大きさに比例する。

d. 回るコマのように、等速円運動の際に現れる慣性力を、とくに「求心力」という。

4 運動量と力積に関する記述で正しいものの組み合わせはどれか。1つ選べ。

a. 運動している物体の質量mとその速度vの積mvを「運動量」という。

b. 内力がどのようにはたらこうとも外力の作用を受けないかぎり、運動量の総和は常に変化する。

c. サッカーのキック後にからだが地上に浮き上がったりするのは、勢いよく動いた手足の遠心力が働いた反動である。

d. ひざをあまり曲げないで一瞬でできるだけ大きな力を発揮するというトレーニング（プライオメトリクス）のような、危険ではあるが競技力向上には有効なダイナミックな方法もある。

ア a・b　　**イ** b・c　　**ウ** c・d　　**エ** a・d

解答・解説

3：d
　　求心力→遠心力

4：エ
　b．運動量の総和は常に変化する→運動量の総和は一定に保たれる

c．サッカーのキック後にからだが地上に浮き上がったりするのは、勢いよく動いた手足の運動量が全体に伝わるためである。

（運動量の法則：外力の作用を受けないかぎり、運動量の総和は一定に保たれる。）

5 角運動量の保存、回転と慣性モーメントに関する記述で誤っているものはどれか。1つ選べ。

a. 重心から離れて質量が分布し、重心と回転軸との距離が大きいほど回転をさせにくく、回転を止めにくい。このように、回転の状態の変えにくさを「慣性モーメント」という。

b. フィギュア・スケーターは、回転しながら手を横に伸ばして回転軸に対する慣性モーメントを小さくして回転を遅くし、また、手を縮めて慣性モーメントを大きくし、回転を速くするという技術を用いる。

c. バレーボールのスパイク動作では、選手は両脚を左右に開いて縦軸回りの慣性モーメントを大きくし、脚の回転を抑えて、上体でうまくスパイク動作ができるようにサポートしている。これらの動作は無意識に行われることが多いが、角運動量保存の法則に従っている。

d. 空中での動作では、ある1つの運動をするために、必ず身体の他の部分を逆方向に運動させて、釣り合いをとらなければならない。

6 全身運動と関節運動に関する記述について誤っているものの組み合わせはどれか。1つ選べ。

a. 通常、直立静止時の身体重心は、へそよりも4～5㎝下にある。

b. 通常、身体に直交する3軸にあてはめて、3つの面、つまり矢状面、前額面、及び平行面が定義されている。

c. 部分セグメントなどの物体が、重心点の位置を変えずに、向きだけ変える運動を「並進運動」と呼ぶ。

d. 角速度ベクトルの向きは回転軸の方向と一致し、大きさは角速度の大きさに一致する。

ア a・b　　**イ** b・c　　**ウ** c・d　　**エ** a・d

7 姿勢変化と重心移動に関する記述で誤っているものはどれか。１つ選べ。

a. 静止立位からの移動である直立二足歩行は片脚支持期に平衡が失われるために、力学的に難しい運動といえる。

b. 矢状面で、おおまかにみれば、人間の静止立位は、足首を中心にした倒立振子で近似できる。

c. 筋力・バランス機能が衰えた高齢者の歩行は、幼児の歩行に似た様式に変化するといわれている。例として、着地前に前脛骨筋が働かず、結果として母指球があまり挙上されずに、つまずきの原因となりやすい、すり足歩行が挙げられる。

d. 老人型歩行パターンを防ぐには、背筋を伸ばすことや歩幅を肩幅くらいまで広げて歩くように意識することがよいとされている。

解答・解説

5：b

　フィギュア・スケーターは、回転しながら手を横に伸ばして回転軸に対する慣性モーメントを大きくして回転を遅くし、また、手を縮めて慣性モーメントを小さくし、回転を速くするという技術を用いる。

6：イ

　b．及び平行面→水平面
　c．並進運動→回転運動　身体の骨格は関節を介して連なっているが、身体運動

を数量解析する場合には、大腿や下腿といった身体のセグメントごとの動きに注目する。その動きの１つに、セグメントの向きに注目しないでその重心点の移動だけに注目する「並進運動」がある。

7：d

　老人型歩行パターンを防ぐには、背筋を伸ばすことや大股で歩くように意識することがよいとされている。

8 力学的エネルギーに関わる基礎知識に関する記述で誤っているものはどれか。1つ選べ。

a. 力学にかかわる2種類のエネルギー（運動エネルギーとポテンシャルエネルギー）を合わせたものを力学的エネルギーと呼ぶ。

b. 運動エネルギーは運動している物体がもつ勢いを利用してできる仕事の量であり、並進運動によるものと回転運動によるものがある。

c. エネルギーの単位は*cal*（カロリー）、J（ジュール）など複数存在する。いずれもエネルギーの単位であるが、相互に変換することができない。

d. 「費やされたエネルギー」と「力学的仕事」の比率を効率という。定義ごとに差はあるものの、平地における歩行の場合、効率は20～30％程度である。

9 力学的エネルギーに関わる基礎知識に関する記述について正しいものの組み合わせはどれか。1つ選べ。

a. 一定の力でより大きな仕事をするためには、力の向きをできる限り移動方向とは反対の方向に向けることが大切である。

b. 地面を蹴って動く動作であってもエネルギー増大の主体は筋である。

c. 振り子のおもりには糸の張力という外力が存在するにもかかわらず、力学的エネルギー（運動エネルギーと位置エネルギー）が保存されて一定の値となる。

d. 短縮性収縮が主である場合、身体は減速するため、短縮性収縮をしている筋は身体のブレーキといえる。逆に伸張性収縮が主である場合は加速するため、伸張性収縮をしている筋は身体の動力（エンジン）といえる。

ア a・b　**イ** b・c　**ウ** c・d　**エ** a・d

10

運動のエネルギー動態に関する記述で誤っているものはどれか。1つ選べ。

a. 筋や筋内のミトコンドリアにおいて行われるエネルギー代謝過程では、糖や脂質を酸化する過程で得られる化学的エネルギーを利用してAMPを合成する。

b. ATPは化学的に高いエネルギー状態をもつ化学物質であり、加水分解される際に大きなエネルギーを放出する。

c. 糖や脂質の化学的エネルギーは、筋によって力学的エネルギーに変換される。

d. 筋は力学的エネルギーを体外に逃すような役割（ブレーキの役割）もしている。

解答・解説

8：c

いずれもエネルギーの単位であり相互に変換可能である（例：$1cal = 4.19J$）。

9：イ

a．一定の力でより大きな仕事をするためには、力の向きをできる限り移動方向に向けることがたいせつである。

d．短縮性収縮が主である場合、身体は加速するため、短縮性収縮をしている筋は身体の動力（エンジン）といえる。

逆に伸張性収縮が主である場合は減速するため、伸張性収縮をしている筋は身体のブレーキといえる。

10：a

筋や筋内のミトコンドリアにおいて行われるエネルギー代謝過程では、糖や脂質を酸化する過程で得られる化学的エネルギーを利用してATP（アデノシン三リン酸）を合成する。

11 運動のエネルギー動態に関する記述について正しいものの組み合わせはどれか。1つ選べ。

a. 腱は筋張力を骨に伝える役割を担っており、同時に弾性特性を有することから弾性エネルギーとしてエネルギーを蓄積することができるため、蓄積場所ともいえる。

b. 摩擦力や空気抵抗の力の場合、熱エネルギーとして身体外に放出される。また、エアロバイクやウエイトマシーンといったトレーニング機器も負の仕事をする外力である。

c. ATP は筋収縮される際に大きなエネルギーを放出する。筋はアクチン・ミオシンフィラメントにおいて、このエネルギーを利用して張力を発揮する。

d. 連続的に軽く飛び跳ねるような動作（縄跳び、カンガルーのホッピングなど）は、運動エネルギーが弾性エネルギーの蓄積を介して再利用されることから運動エネルギーが節約される。

ア a・b　　**イ** b・c　　**ウ** c・d　　**エ** a・d

12 身体運動の力学モデルに関する記述で誤っているものはどれか。1つ選べ。

a. 身体運動の解析ではリンクセグメントモデル（剛体リンクモデル）と身体重心モデルの2種類の力学モデルがよく使われる。前者は動きの概要、後者は動きの詳細を捉えることに適している。

b. 走動作中の移動は筋張力、靭帯の張力、関節の接触力が力学的仕事をすることによって生じている。

c. 小さな筋しかない末端部においてもボールに大きなエネルギーを与えている。

d. 全身の力学的エネルギーを算出するとき、身体重心を利用したくなるが、"身体重心の運動エネルギー"が"各セグメントの運動エネルギーの和"よりも小さくなることから利用できない（位置エネルギーについては一致する）。

13 力学モデルを用いた運動評価（歩行）に関する記述で誤っているものはどれか。1つ選べ。

a. 歩行は走行と比較して、移動距離に対して消費されるエネルギーが少ないこと（すなわち効率が高いこと）が知られている。

b. 位置エネルギーと運動エネルギーの交換をうまく利用することで力学的仕事をしなくても移動することが可能といえる。人間の歩行はこの仕組みを利用して、筋に大きな仕事をさせることなく効率的に移動している。

c. 振り子から遠い歩行ほど効率がよく、疲れにくい歩行と評価できる。

d. 理想的な振り子の効率を100％としたとき、至適速度の自由歩行で効率は約65％である。

14 筋骨格系の機能解剖に関する記述で誤っているものはどれか。1つ選べ。

a. 身体の骨格は比較的軽量で強靭な骨構造が、運動機能、支持機能、造血機能、貯蔵機能をバランスよく提供している。

b. 関節には、椎間板のようにある程度の運動が可能な軟骨性連結、そして肘や膝などのスポーツのようなダイナミックな活動で用いられる可動域の大きな滑膜性連結がある。

c. 肘関節などの一軸関節は、有する軸が1つで、蝶番関節としての運動が起こる。

d. 手関節や足関節は多軸性関節に属する。

解答・解説

11：ア
　　c．ATPは加水分解される際に大きなエネルギーを放出する。筋はアクチン・ミオシンフィラメントにおいて、このエネルギーを利用して張力を発揮する。
　　d．連続的に軽く飛び跳ねるような動作（縄跳び、カンガルーのホッピングなど）は、運動エネルギーが弾性エネルギーの蓄積を介して再利用されることから化学的エネルギーが節約される。

12：a
　　身体運動の解析ではリンクセグメントモデル（剛体リンクモデル）と身体重心モデルの2種類の力学モデルがよく使われる。前者は動きの詳細、後者は動きの概要を捉えることに適している。

13：c
　　振り子から遠い歩行→振り子に近い歩行

14：d
　　手関節や足関節は二軸性関節に属する。

15 関節運動に関する記述で正しいものの組み合わせはどれか。1つ選べ。

a．肘関節は二軸関節である。
b．手関節は二軸関節である。
c．肩関節は球関節である。
d．股関節は車軸関節である。

ア a・b　**イ** b・c　**ウ** c・d　**エ** a・d

16 筋骨格系の機能解剖に関する記述で正しいものの組み合わせはどれか。1つ選べ。

a．ROM（関節可動域）は、さまざまな要因によって決まる。第一要因としては、骨のROMである。
b．骨と関節の配列のことを「アライメント」という。アライメントは、例えば、O脚、X脚、扁平足など形態上の特徴を表す。
c．ストレッチによるROMの増加には、第三要因（関節靭帯）が影響している。
d．O脚と合併してみられるものに脛骨外反がある。X脚では膝関節の外側に圧力がかかり、半月板損傷や膝蓋大腿関節症などを生じやすい。

ア a・b　**イ** b・c　**ウ** c・d　**エ** a・d

解答・解説

15：イ

a．肘関節は一軸関節である。
d．股関節は多軸性関節である。

16：ア

c．ストレッチによるROMの増加には、第三要因（筋腱複合体の柔軟度）が影響している。
d．O脚と合併してみられるものに脛骨内反がある。X脚では膝関節の外側に圧力がかかり、半月板損傷や膝蓋大腿関節症などを生じやすい。

17 骨格と筋のてこ作用に関する記述で誤っているものはどれか。1つ選べ。

a. てこの考えに則り、関節の回転中心（軸）を「支点」、筋が骨に対して力を発揮する点を「力点」、身体外部に力が作用する点を「作用点」と呼ぶ。

b. 骨格筋は、通常、関節をまたいで腱に付着している。

c. 人体の骨格系では、セグメント末端での負荷量より大きな筋力発揮を必要とする関節が多い。

d. 実際の身体活動は種々の関節運動の組み合わせでなされ、1つの関節においても伸展と内旋などが同時に起こる。

18 筋の機能解剖に関する記述で正しいものの組み合わせはどれか。1つ選べ。

a. 骨格筋の機能は、収縮による運動の発生、姿勢保持、関節の安定、ならびに熱の発生である。また、収縮と弛緩のポンプ作用により血液循環にも貢献する。

b. 骨格筋は、平滑筋であり、自分の意思によって動かすことのできる随意筋である。

c. 肘関節における主働筋を上腕二頭筋とすると、腕橈骨筋のように主働筋を助ける筋を「協力筋」という。

d. ある関節運動に対して、主働的に働く筋を「主働筋」という。

ア a・b　　**イ** b・c　　**ウ** c・d　　**エ** a・d

解答・解説

17：b
　　骨格筋は、通常、関節をまたいで骨に付着している。

18：エ
　　b．平滑筋→横紋筋
　　c．協力筋→協働筋

19 筋の機能解剖に関する記述で誤っているものはどれか。1つ選べ。

a. 上腕二頭筋は肘関節と肩関節をまたいでいる。このように2つ以上の関節をまたぐ筋のことを「多関節筋」といい、1つの関節しかまたがない筋を「単関節筋」という。

b. 大腿直筋は膝関節に対して屈曲作用を、股関節に関しては伸展作用をもつ。

c. 運動にかかわる体肢の筋は、その多くが羽状筋であり、腱が膜性となった腱膜に筋繊維が斜めに配列する。

d. 自分の意思で発揮できる最大の筋力を、随意最大筋力という。

20 筋出力の規定因子に関する記述で正しいものの組み合わせはどれか。1つ選べ。

a. PCSA（生理学的筋横断面積）は、簡単にいうと、筋の太さ（正確には筋線維の横断面積の総和）のことであり、トレーニングやトレーニング休止で増減する。

b. トレーニングを積むことで、筋収縮に動員される筋線維数は増加する。

c. 筋の形態と機能の結びつきを考えると、筋力とは筋の長さに、筋収縮速度は筋の横断面積に比例する指標として捉えることができる。

d. 運動パフォーマンスに直結する筋パワーは、力とスピードの和である。

ア a・b　**イ** b・c　**ウ** c・d　**エ** a・d

解答・解説

19：b	20：ア
大腿直筋は膝関節に対して伸展作用を、股関節に関しては屈曲作用をもつ。	c. 筋力とは筋の横断面積に、筋収縮速度は筋の長さに比例する指標として捉えることができる。 d. 運動パフォーマンスに直結する筋パワーは、力とスピードの積である。

21

人体筋の力－長さ－速度関係及び運動中の筋腱相互作用に関する記述で誤っているものはどれか。1つ選べ。

a. 筋長が長くなる関節姿位になるほど発揮できる力が大きくなることが多い。この特性は関節の過度な伸展による傷害を防ぐことに貢献していると考えることもできる。

b. 伸張性収縮の局面においては、等尺性収縮よりも大きな力が発揮される。

c. アキレス腱では、組織伸長期に蓄えた弾性エネルギーを関節運動に再利用できるため、筋が発揮するエネルギーを増加させることができる。

d. 筋腱複合体では、筋が力発揮、腱が長さ変化を担い、その積としての仕事やパワーの発揮を効率的・効果的に行っている。

22

歩行運動に関する記述で正しいものの組み合わせはどれか。1つ選べ。

a．通常の歩行では、地面に足を着いている立脚相40％と、着いてない遊脚相60％が各脚にあり、立脚相の始めと終わりに両足とも着いている両脚支持相が10％ずつある。

b．一方のかかと着地から他方のかかと着地までを歩幅という。

c．歩行速度を高めると両脚支持相はなくなり、両脚遊脚相が現れて走行運動になる。

d．初めのかかとが再び着地するまでを1歩行周期（スライド）、その移動距離を重複歩距離（スライド長）という。

ア．a・b　　**イ**．b・c　　**ウ**．c・d　　**エ**．a・d

解答・解説

21：c	22：ウ
アキレス腱では、組織伸長期に蓄えた弾性エネルギーを関節運動に再利用できるため、筋が発揮するエネルギーを抑えることができる。	a．立脚相40％→60％、遊脚相60％→40％ b．一方のかかと着地から他方のかかと着地までを一歩（ステップ）という。

23 歩行運動に関する記述で誤っているものはどれか。１つ選べ。

a. エネルギー消費量がもっとも少ない歩行速度（経済速度）があり、75 ～ 78m/分と報告されている。

b. 水平歩行では、体重あたりの酸素摂取量（mℓ/kg/分）＝安静時酸素摂取量（3.5mℓ/kg/分）＋ 0.1 ×歩行速度（m/分）とされている。

c. 加齢とともに歩幅が狭くなり、歩行速度も低下する。60歳を超えると歩幅の減少はとくに顕著になり、速度の低下が急峻になる。

d. 若年者と高齢者で歩行運動の振り子効率を比べると、自然歩行においても大きな差がある。

24 走行運動に関する記述で正しいものの組み合わせはどれか。１つ選べ。

a. 短距離走中の脚の筋活動をみると、支持期後半から空中期中間まで大腿を持ち上げるために大腿直筋が活躍する。

b. 歩行での筋活動との違いは、より顕著に伸張－短縮サイクルが使われることである。

c. 速度を高めると支持期は短くなり、地面反力は減速相、加速相ともに大きくなる。高速時には鉛直方向の地面反力は体重の４倍以上にもなる。

d. 競技レベルの高い中高年者の短距離走では、加齢に伴ってもピッチと走行速度は変化しない。

ア. a・b **イ.** b・c **ウ.** c・d **エ.** a・d

解答・解説

23：d

　若年者と高齢者で歩行運動の振り子効率を比べると、自然歩行では差がないが、遅く歩いたり、早く歩いたりすると高齢者の方が効率は低くなる。高齢者は速度を変えるとエネルギーをうまく変換できずに筋活動による仕事に多く頼り、疲れやすいことを示唆する。

24：イ

a. 腸腰筋と大腿直筋が活躍する。

d. 競技レベルの高い中高年者の短距離走では、加齢に伴ってピッチはそれほど低下しない（支持期時間が長くなって空中期時間が短くなる）が、股関節の屈曲域（大腿が上がらない、伸展域はそれほど変わらない）や膝関節の可動域が狭くなってスライドが短くなり走行速度が低下する。

25 跳躍運動と投球運動に関する記述で誤っているものはどれか。1つ選べ。

a. 大きな筋ほど大きなエネルギーを生み出せるので、上手投げではまず上肢の筋を活躍させる。

b. 関節を伸ばす筋腱複合体の活動が、垂直跳びにおいては股、膝、足関節の順に現れる。

c. 腕振り動作は、振り上げる反作用の下向きの力を下肢各関節にかけるため、各関節はこれに抗するより大きな力を発揮することになる。

d. 踏み出し足の着地前、適切な向きに大きな力を出せるように軸足では股関節を内旋させ、踏み出し足では外旋させる。

26 水の物理的性質に関する記述で正しいものの組み合わせはどれか。1つ選べ。

a. 水は空気に比べ熱伝導率が20倍以上大きく、熱を伝えやすい。

b. 水圧をすべて足し合わせた力（合力）が浮力となる。水圧は水深に比例する。

c. 水中で静止している人体に働く力は抵抗と浮力である。浮力より抵抗のほうが大きければ浮くことはできず、沈んでいく。

d. 水中での運動では、運動による身体の反応（生理的反応）が陸上での運動とは異なったものとなる。その理由は主に①運動の姿勢と、②浮力の存在による。

ア. a・b **イ.** b・c **ウ.** c・d **エ.** a・d

解答・解説

25：a
上手投げではまず下肢の筋を活躍させる。

26：ア
c．水中で静止している人体に働く力は重力と浮力である。浮力より重力のほうが大きければ浮くことはできず、沈んでいく。

d．水中での運動では、運動による身体の反応（生理的反応）が陸上での運動とは異なったものとなる。その理由は主に①運動の姿勢と、②水圧の存在による。

27 水の物理的性質に関する記述で誤っているものはどれか。１つ選べ。

a. 浮き沈みは重力と浮力の大小関係によって決まる。

b. 多くの水中運動で、静脈還流の増加による１回拍出量の増加によって、同じ強度の運動では陸上に比べ少ない心拍数となる。

c. 浮力の大きさは水につかっている部分（浸水部分）の体積と同じ体積の水の重さに等しい。これをアルキメデスの原理と呼ぶ。

d. 人体を構成する組織のほとんどは比重が１より大きい。脂肪はもっとも重く、同体積の水に比べ約２倍の重さがある。骨は比重が１よりわずかに小さく、水に浮く。

28 水の抵抗と揚力に関する記述で正しいものの組み合わせはどれか。１つ選べ。

a. 水の密度は空気と比べ 800 倍以上大きい。

b. 流体中を進む物体にはその移動速度の２乗に比例する力が移動を妨げる方向（移動と逆向きの方向）にはたらく。この流体力を水の揚力と呼ぶ。

c. 推進力は水の抵抗を利用する。

d. クロール泳や背泳ぎのプル動作では抵抗による推進力（抗力成分）が主であり、平泳ぎのプルでは揚力成分が大きいといわれている。

ア a・b　　**イ** b・c　　**ウ** c・d　　**エ** a・d

解答・解説

27：d
　　骨はもっとも重く、同体積の水に比べ約２倍の重さがある。脂肪は比重が１よりわずかに小さく、水に浮く。

28：エ
　b．流体中を進む物体にはその移動速度の２乗に比例する力が移動を妨げる方向（移動と逆向きの方向）にはたらく。この流体力を水の抵抗（抗力）と呼ぶ。
　c．推進力は水の抵抗を利用するものと、揚力を利用するものからなる。

29 水中運動に関する記述で誤っているものはどれか。1つ選べ。

a. 競泳で採用されている4種目（クロール、平泳ぎ、背泳ぎ、バタフライ）とも上肢のプル動作と下肢のキック動作によって推進力を得ている。

b. 水中歩行の要点を陸上の歩行と比較すると、①浮力の影響で重力（体重）による下肢や腰の関節や筋に対する負担が軽減される②下向きに働く重量ではなく、逆向きに働く水の抵抗が負荷となっていることが挙げられる。

c. 水中では浮力によって重力（体重）による負担を軽減できるので、水中であれば低負荷、長時間の運動としての歩行が可能になる。

d. 水中歩行では運動する人の身体の状況に応じて、水深や歩幅やピッチを適切に選ぶことが重要である。

解答・解説

29：b
　水中歩行の要点を陸上の歩行と比較すると、①浮力の影響で重力（体重）による下肢や腰の関節や筋に対する負担が軽減される②下向きに働く重量ではなく、水平に働く水の抵抗が負荷となっていることが挙げられる。

Memo

....

....

....

....

....

....

....

....

....

....

....

....

....

....

第**6**章
健康づくり運動の理論

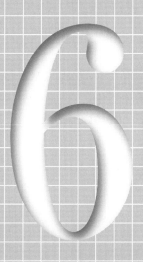

1 個別性の原則の説明として正しいものはどれか。1つ選べ。

a. 対象者は身体活動や運動と生活習慣病の予防や体力の向上に関する知識を高め、トレーニングの目的を明確にし、自覚をもってトレーニングを行う必要がある。

b. 運動を安全に行うため、また確実なトレーニング効果を得ようとする場合、トレーニングにおける運動負荷を徐々に高めていく必要がある。

c. 身体活動や運動を行い、健康増進や競技力向上に一定の効果が得られるには、身体活動、運動を規則的に一定の期間繰り返し行う必要がある。

d. 対象者の性、年齢、体力、生活環境、性格、運動の嗜好など、個人の特質を考慮し、とくに個人の健康状態と体力レベルおよび特性に応じてトレーニングを行うことである。

2 有酸素性運動の運動強度のゴールドスタンダードである指標として正しいものはどれか。1つ選べ。

a. $\% \dot{V}O_{2max}$

b. $\% HR_{reserve}$

c. $\% HR_{max}$

d. $\% \dot{V}O_{2reserve}$

3 脱トレーニングの説明として正しいものはどれか。1つ選べ。

a. 最大酸素摂取量の短時間での低下

b. 競技力の向上

c. 活動筋の酸化系の酵素活性の急激な低下

d. 体力の向上

4 過負荷の原理の説明として正しいものはどれか。１つ選べ。

a. トレーニングを行い機能が向上したら、さらに高い強度のトレーニングを行い、さらなる機能の向上をめざす。

b. トレーニングで刺激した機能（体力）にのみトレーニング効果が現れる。

c. トレーニングで獲得された体力や運動機能は、トレーニング負荷を低下させたり、まったくトレーニングをやめてしまえば、徐々にうしなわれていく。

d. 健康と関係の深い器官・臓器を満遍なく向上させ、バランスのとれた身体をつくるような身体活動、運動トレーニングが必要。

5 特異性の原理における、エネルギー特異性の説明として正しいものはどれか。１つ選べ。

a. 運動により動員された筋においてのみ、効果が現れる。

b. ヒトのエネルギー産生機構は有酸素性エネルギー供給系と無酸素性エネルギー供給系の２つがある。

c. トレーニングを行った速度においてのみ、その効果が現れる。

d. 運動による効果を求める場合、その筋や組織が活動するような運動・身体トレーニングを行われなければならない。

解答・解説

1：d
　a．意識性の原則
　b．漸進性の原則
　c．反復性の原則

2：a

3：c

4：a
　b．特異性の原理
　c．可逆性の原理
　d．全面性の原則

5：b
　a．部位特異性
　c．速度特異性
　d．部位特異性

6　主観的運動強度で用いられる指標はどれか。1つ選べ。

a. METs

b. % $\dot{V}O_{2max}$

c. RPE

d. % HR_{max}

7　METs の説明として正しいものはどれか。1つ選べ。

a. 当該身体活動におけるエネルギー消費量を座位安静時代謝量で除したものである。

b. 運動者が運動中に感じられる運動の強度を数字で示すもの。

c. 自転車エルゴメーター運動の仕事率。

d. 安静時の酸素摂取量や心拍数を0%とし、最大酸素摂取量や最大心拍数を100%として、当該運動強度が、その間のどこにあるかという指標である。

8　等張性トレーニングの筋活動様式の説明として正しいものはどれか。1つ選べ。

a. 筋の長さが一定の条件の下で張力発揮を行う。

b. バネやラバーバンドのような弾性体を引っ張ることにより、筋の短縮と、ともに張力も増加する。

c. 張力発揮中の筋を伸長し、素早く、切り返して短縮させることで短縮中のパワー発揮を増強させるものである。

d. バーベルやウエイトスタックなど一定の荷重負荷の下で筋活動を行うもの。

解答・解説

6：c	7：a
	b．RPE
	c．WAT
	d．予備量

9 等尺性トレーニングの特徴として誤っているものはどれか。1つ選べ。

a. 特別の器具を用いずにトレーニングを行うことが可能である。
b. 外傷や障害の危険性が極めて低い。
c. 運動域全般を通じて一定の相対的強度を維持することが可能。
d. 神経系の抑制の低減に及ぼす効果は大きい。

10 筋肥大の効果の要因として誤っているものはどれか。1つ選べ。

a. トレーニングによって肥大するのは主に速筋繊維である。
b. 反復回数は少なく、代謝的ストレスも小さい。
c. 最大筋力の90%の筋力発揮をすると運動の初期から速筋繊維が動員される。
d. 低強度負荷では筋肥大は起こらない。

11 次のうち、動的トレーニングではないものはどれか。1つ選べ。

a. 等尺性トレーニング
b. 等張性トレーニング
c. 等速性トレーニング
d. SSCトレーニング

解答・解説

8：d
　a．等尺性トレーニング
　b．増張力性トレーニング
　c．プライオメトリックトレーニングまた
　　は伸長―短縮サイクルトレーニング

9：c
　記述は等速性トレーニングの特徴。

10：d
　　低強度負荷でも徹底的に容量を増し、筋
　を強く疲労させることで、筋繊維内のたん
　ぱく質合成の上昇と十分な筋肥大が起こる。

11：a
　　静的トレーニング

12 筋発揮張力維持スロー法の特徴として誤っているものはどれか。1つ選べ。

a. トレーニングの長期効果として運動後の成長ホルモンの分泌や筋繊維内の
たんぱく質合成の活性化が起こる。

b. 若年者、高齢者いずれにおいても、高負荷強度のトレーニングの場合と同
程度の筋肥大をもたらすことがわかっている。

c. 負荷強度は 30 〜 50% 1RM でよい。

d. 3 〜 4 秒かけて負荷を上げ、同様の時間をかけて負荷を下ろすとよい。

13 等速性トレーニングの特徴として誤っているものはどれか。1つ選べ。

a. 運動域全般を通じて一定の相対的強度を維持することが可能。

b. 動作速度の増大とともに発揮筋力は低下する。

c. トレーニング効果の速度特異性が高い。

d. 高速度トレーニングは高強度の等張性トレーニングと同様の筋力増強およ
び筋肥大がおこる。

14 筋持久力の説明として誤っているものはどれか。1つ選べ。

a. 筋持久力は、動的筋持久力と静的筋持久力に区別される。

b. 高強度運動時の筋の持久性は、筋持久力として一般に認識されているもの
とは異なる。

c. 動的持久力では動作のピッチも筋持久力の評価に影響をもち、動作ピッチ
が速くなるにつれ、反復が可能な回数あるいは時間が短くなる。

d. 静的筋持久力では一定の荷重を一定のピッチで挙上・降下を反復させ、そ
の最大反復回数が筋持久力の指標として採用される。

解答・解説

12：a
トレーニングの急性効果として運動後の　　成長ホルモンの分泌や筋繊維内のたんぱく
質合成の活性化が起こる。

15 筋パワーの特徴として誤っているものはどれか。1つ選べ。

a. 筋パワーの測定評価の対象となる動作形態は単発的でかつ瞬発的なものである。

b. 動作速度が高くなればなるほど、そのときに発揮される筋パワーと最大筋力との関係は強くなる。

c. 筋線維組織における個人差は筋全体の力－速度－パワー関係に違いを生む要因となる。

d. 筋力の強い人ほど、筋パワーは優れている。

16 筋パワートレーニング効果の特徴として誤っているものはどれか。1つ選べ。

a. 無負荷でのトレーニングは無負荷時の最大速度をもっとも効果的に増加しうるが、最大筋力に対してはほとんど効果をもたず、最大パワーに対する効果も低い。

b. 等尺性最大収縮でのトレーニングは、最大筋力を増加するうえで効果的であるが、速度に対する効果は低い。

c. 30%負荷によるトレーニングでは、幅広い力の発揮条件にわたって速度およびパワーが改善される。

d. 等速性トレーニングで低速度でのトレーニングは高速度でのパワー発揮に、高速度でのトレーニングは低速度でのパワー発揮にそれぞれ大きな効果が表れる。

解答・解説

13：d
　低速度トレーニングは高強度の等張性トレーニングと同様の筋力増強および筋肥大がおこる。

14：d
　動的筋持久力では一定の荷重を一定のピッチで挙上・降下を反復させ、その最大反復回数が筋持久力の指標として採用される。

15：b
　動作速度が高くなればなるほど、そのときに発揮される筋パワーと最大筋力との関係は弱くなる。

16：d
　等速性トレーニングで低速度でのトレーニングは低速度でのパワー発揮に、高速度でのトレーニングは高速度でのパワー発揮にそれぞれ大きな効果が現れる。

17 筋持久力トレーニングの効果の特徴として誤っているものはどれか。1つ選べ。

a. 筋持久力を高めるためには、高強度よりも低強度でのトレーニングが適している。

b. 筋持久力トレーニングでは、筋活動の持続時間が長いほど効果は大きく現れ、負荷強度に対する個人の最大の反復回数あるいは持続時間とするのがもっとも効果的である。

c. 筋持久力トレーニングでは、設定された強度に対し、可能なかぎり筋活動を持続するという点もトレーニング効果を大きくするポイントとなる。

d. 低い強度は筋持久力の改善に必要なオーバーロードになりうる。

18 トレーニングによる筋持久力増加の背景として誤っているものはどれか。1つ選べ。

a. 筋持久力を高めるためには、筋への酸素供給を大きくすることが重要な要素となる。

b. 低強度の筋活動によるトレーニングでは、毛細血管の発達状況として、血流の増大に結びつく変化がもたらされる。

c. 筋持久力トレーニングは、末梢性因子のみならず中枢性因子も改善しうる。

d. トレーニングに伴う血流量の増加は1/4負荷がもっとも低い。

解答・解説

17：d
　　低い強度は筋持久力の改善に必要なオーバーロードにならない。

18：d
　　トレーニングに伴う血流量の増加は1/2負荷がもっとも低い。

19 筋パワーにおける個人差の説明として誤っているものはどれか。1つ選べ。

a. 力発揮の速さは「力の立ち上がり」と呼ばれ、その決定要因の一つに主働筋に対する神経刺激の集中性が指摘されている。

b. 力の立ち上がりは神経系の要因だけではなく筋繊維組成も受け、力－速度－パワー関係にも、それに関連した差異が生じる。

c. 骨格筋の筋繊維は、短縮速度における違いから速筋繊維（ST 繊維またはtype Ⅰ繊維）と遅筋繊維（FT 繊維または type Ⅱ繊維）に大別される。

d. 速筋繊維の占める割合が高いほど、すべての速度において高いパワーを発揮することができ、その差は速度が速くなるにつれて大きくなる。

20 力－速度関係から筋パワーの説明として誤っているものはどれか。1つ選べ。

a. 力と速度の積で表されるパワーは、等尺性収縮時および無負荷時においては「ゼロ」と表され、最大筋力の約 1/3 に相当する力発揮においてピーク値を示す。

b. 動作速度を一定として力を計測する等速性負荷装置を用いた場合において、設定速度が速くなるにつれ筋力の発揮レベルは低くなる。

c. 筋パワーの測定方法として、一般によく知られているものに、体力テストの一項目として馴染み深いものに垂直跳びがある。

d. スポーツサイエンスの領域では、筋パワーの測定はある特定の抵抗を動かしたときの速度を求めるか、動作速度が一定という条件下で発揮される力を測定する方法があり前者では等速性負荷装置が、後者では重力負荷装置が利用される。

解答・解説

19：c

　骨格筋の筋繊維は、短縮速度における違いから速筋繊維（FT 繊維または type Ⅱ繊維）と遅筋繊維（ST 繊維または type Ⅰ繊維）に大別される。

20：d

　スポーツサイエンスの領域では、筋パワーの測定はある特定の抵抗を動かしたときの速度を求めるか、動作速度が一定という条件下で発揮される力を測定する方法があり前者では重力負荷装置が、後者では等速性負荷装置が利用される。

21

有酸素性トレーニングによる最大酸素摂取量の増加の特徴として誤っているものはどれか。1つ選べ。

a. 最大酸素摂取量の増加は最大心拍出量の向上による。

b. 持久性トレーニングを積んだ場合、最高心拍数は増加しないことより、最大心拍出量のトレーニングによる増加は1回拍出量の増加である。

c. 持久系アスリートの心臓は右心室の拡張期容積が増加し、さらに右心壁厚が増加して最大酸素摂取量が増加する。

d. 筋力系アスリートの心臓は、左心壁厚は増加するが拡張期容積はあまり変化しないので最大酸素摂取量が増加しない。

22

エネルギー供給機構の説明として誤っているものはどれか。1つ選べ。

a. 有酸素性エネルギー供給機構は、呼吸・循環系から筋に取り込まれた酸素を用いて基質を酸化する化学反応によりエネルギーを発生させ、ATPの再合成を行うエネルギー供給をする。

b. 無酸素性エネルギー供給機構は酸素を用いずに運動で消費されたATPを再合成するエネルギー供給系である。

c. 非乳酸性エネルギー供給系の反応は、グリコーゲン→ATP＋乳酸である。

d. ADP＋無機リン酸→ATPの反応はエネルギー供給が必要である。

23

運動強度の指標の説明として誤っているものはどれか。1つ選べ。

a. ％$\dot{V}O_{2max}$は相対的運動強度のゴールドスタンダードである。

b. reserve（予備量）とは安静時の酸素摂取量や心拍数を0％とし、最大酸素摂取量や最大心拍数を100％として、当該運動強度が、その間のどこにあるかという指標である。

c. 主観的運動強度とは運動者が運動中に感じられる運動の強度を数字で示すものであり絶対的運動強度を簡易に示すものである。

d. メッツとは当該身体活動におけるエネルギー消費量を座位安静時代謝量で除したものである。

24 最大酸素摂取量のスポーツにおける意義の説明として誤っているものはどれか。1つ選べ。

a. 最大酸素摂取量は、もとより競技スポーツの競技成績を決める要因の一つであると考えられる持久性体力の主観的指標として開発された。

b. 持久性競技者の最大酸素摂取量は一般人と比べてかなり高い。

c. 組織的トレーニングにより最大酸素摂取量が増加すれば、それにしたがって競技成績が向上する。

d. 最大酸素摂取量の変化を観察することにより、競技成績に対するトレーニングの効果を検証することができる。

25 エネルギー供給機構の説明として誤っているものはどれか。1つ選べ。

a. エネルギーの供給は筋内にある ATP が ADP と無機リン酸に分解する化学反応である。

b. ATP は筋 1kg 中に 4mmol 程度しかなく、低い強度の身体活動でも短時間でなくなってしまう。

c. 有酸素性エネルギー供給機構には乳酸の有無で 2 つの系が存在する。

d. 非常に高い強度の運動後にも ATP の濃度はほとんど変化がない。

解答・解説

21：c
　右心室→左心壁
　右室壁厚→左室壁厚

22：c
　非乳酸性エネルギー供給系の反応は、クレアチンリン酸 + ADP → ATP + クレアチン

23：c
　主観的運動強度とは運動者が運動中に感じられる運動の強度を数字で示すものであり相対的運動強度を簡易に示すものである。

24：a
　最大酸素摂取量は、もとより競技スポーツの競技成績を決める要因の一つであると考えられる持久性体力の客観的指標として開発された。

25：c
　無酸素性エネルギー供給機構には乳酸の有無で 2 つの系が存在する。

26 有酸素性運動と無酸素性運動の説明として誤っているものはどれか。1つ選べ。

a. 運動強度が低ければ低いほど有酸素性エネルギー供給量の割合が増え、より有酸素性運動となり、最大下運動のほとんどが有酸素性運動となる。

b. 強度が高く、疲労困憊に至る時間が10秒程度の運動は無酸素性運動といえる。

c. 酸素借は当該運動の酸素需要量と酸素摂取量の差である。

d. 酸素借を計算することによって、有酸素性エネルギー供給量が定量化される。

27 障がい者の運動の必要性について誤っているものはどれか。1つ選べ。

a. 障がい者の高齢化が進むに伴う、種々の二次的障害や、生活習慣病を防ぐ意味で身体運動の必要性が高まってきた。

b. 多くの身体障がい者は積極的に運動しない限り、極端な運動不足に陥り、それによって種々の重篤な二次的障害や生活習慣病を招く危険性が増大する。

c. 身体の一部の障害による日常の身体活動量や基礎代謝の低下はないが、健常者に比べて、心血管疾患や糖代謝異常を起こしやすい。

d. 知的障がい者は健常者と比べて、概して体格が小さく、運動能力も低いとされる。

28 三障害（身体障害・知的障害・精神障害）の区分について誤っているものはどれか。1つ選べ。

a. 18歳以上で視覚障害がある者は身体障がい者である。

b. 知的機能の障害が発達期に現れ、日常生活に支障が生じているため、何らかの特別の援助を必要とする状態にある者を知的障がい者という。

c. 精神障がい者とは、統合失調症、精神作用物質による急性中毒又はその依存症、知的障害、精神病質その他の精神疾患を有する者をいう。

d. ウェクスラーによる検査は、知的障がい者と判断する材料として十分である。

29 身体障害の種類について誤っているものはどれか。1つ選べ。

a. 聴覚又は平衡機能の障害
b. 音声機能、言語機能またはそしゃく機能の障害
c. 肢体不自由
d. じん臓の機能の障害は身体障害に含まれない

30 身体障がい者の運動指導時の留意点について誤っているものはどれか。1つ選べ。

a. 運動を行う際には対象者の合併症の状況を把握しておくことが望ましい。
b. 片麻痺者は高血圧症や脳血流調節の障害を伴うことが多いので、血圧のコントロールには厳重な注意が必要である。
c. 軽度の脳性麻痺でも、対麻痺などと同様に高度な運動技術の遂行は難しい。
d. さまざまな個人の特徴を本人、必要であれば家族、主治医などと連携をとって把握しておくことが望ましい。

解答・解説

26：d
　酸素借を計算することによって、無酸素性エネルギー供給量が定量化される。

27：c
　…日常の身体活動量や基礎代謝の低下があり…

28：d
　ウェクスラーによる検査などの「知的機能の障害」について、および、「日常生活能力」についてのいずれにも該当する者を知的障害とする。

29：d
　含まれる

30：c
　軽度の脳性麻痺では対麻痺などに比べて高度な運動技術の遂行も可能である。

31 知的障がい者の運動指導時の留意点について誤っているものはどれか。1つ選べ。

a. 有酸素性能力が小児、成人ともに低く、加齢に伴ってさらに低下する。

b. 体力の正確な評価には、検査の目的、方法について被検査者である知的障がい者が十分理解していることが必要であるが、この点にこの障害特有の困難さがある。

c. 知的障がい者の体力が過小評価される危険性は健常者に比べて大きい。

d. 運動参加において、指導者側の声掛けなど、モチベーションを高め、積極的参加を促すような配慮が健常者同様に必要になる。

32 精神障害の種類について誤っているものはどれか。1つ選べ。

a. 栄養失調症を有する者

b. 精神作用物質による急性中毒又はその依存症を有する者

c. 知的障害を有する者

d. 精神病質その他の精神疾患をを有する者

33 障がい者の運動を取り巻く環境の現状と課題について誤っているものはどれか。1つ選べ。

a. 障害者白書平成25（2013）年度版によれば、わが国の精神障がい者数は約320万人である。

b. 知的障がい者は運動に参加する機会が少なく、絶対的な運動量が少ない。

c. 指導者側が個々の障害に関する知識をその都度深めるとともに、運動の可否、注意事項などに関する医師の所見を得るなど、医療サイドとの連携が取れていることが望ましい。

d. 脊髄損傷者では上肢機能しか残存しないため有酸素性作業テストを行うことは出来ない。

解答・解説

31：d	32：a
健常者以上に必要になる。	統合失調症を有する者

34 体型の変化について誤っているものはどれか。1つ選べ。

a. 発育につれて身体部位の相対的な割合は大きく変化し、全身に占める頭部の割合の縮小は顕著である。

b. 身体各部位はほぼ同一の速度で発育し、平均的には四肢では遠位の部位は近位よりも発育は早く、思春期においても身体各部位の発育スパート時期はそれぞれ異なる。

c. カウプ指数は幼児期（6歳ごろ）までは年齢による変化が少ないので、乳幼児保健の分野で体型の評価に用いられる。

d. ローレル指数は身体充実指数とも呼ばれており、7歳ごろから思春期前までがほぼ平坦とみなせるのでその時期（学齢期）の肥満の評価に用いることがある。

35 身長・体重・骨格の発育について誤っているものはどれか。1つ選べ。

a. 体重の発育が急増する時期は個人差が大きく、男子では14歳前後、女子では12歳前後で体重の分布の範囲は非常に大きくなる。

b. 身長の急進期に過度の負荷がかかるような運動を繰り返し行うことは、骨の長さの発育を抑制したり、軟骨組織に障害をきたす可能性がある。

c. 誕生から成人にいたる発育の過程において発育曲線は二重S字型を示し、その特徴から4期に分けることができる。

d. 身長は遺伝的な要因にあまり影響されないといわれている。

解答・解説

33：d
　上肢機能が残存する脊髄損傷者では上肢エルゴメーターや車椅子用トレッドミルを用いた有酸素性作業能力テストを行うことができる。

34：b
　身体各部位はそれぞれ個別の発育速度があり…

35：d
　強く影響される

36 歴年齢と生物学的年齢（発育の個人差）について誤っているものはどれか。1つ選べ。

a. 歴年齢とは物理的な時間経過を尺度として用いたものである。

b. 骨年齢はある特定部分（手部が多く用いられる）の骨の骨化状態を基準に、その程度によって生理学的年齢を定めようとしたものである。

c. 身長が同じである子どもは同じ発育段階に達していると考えるのが身長年齢であるが、これは思春期以降になると成長の尺度として用いることの有効性はなくなる。

d. 思春期に現れる第二次性徴も生理学的年齢として利用することができるが、思春期以降は有効性がなくなる。

37 スキャモンの発育曲線について誤っているものはどれか。1つ選べ。

a. 一般型には、全身的形態、筋・骨格系、消化器系などが含まれ、出生後の第一発育急進期と思春期における第二発育急進期が特徴である。

b. 神経型には、脳、脊髄、眼球などが含まれ、乳幼児期における発育が顕著で、小学生後期にはほぼ成人の値にまで達する。

c. リンパ型には、胸腺、リンパ節、扁桃腺などが含まれる。小学生期に成人の2倍近くにもなり免疫機能を高め、その後成人まで減少しない。

d. 生殖型には、睾丸、精巣、子宮などが含まれる。思春期を迎えると急激なスパートをみせて発育することが特徴であり、思春期をコントロールする内分泌系の発達に依存している。

解答・解説

36：d
　　…利用することができ、思春期以降にも
　有効な指標である

37：c
　　…成人まで減少する

38 発育期における神経系の発達について誤っているものはどれか。1つ選べ。

a. 脳細胞の成熟過程の第一段階は出生から3歳ごろまでで、脳の神経回路の配線がゆっくり始まる時期である。

b. 脳細胞の成熟過程の第二段階は4、5歳から7歳ごろまでであり、この段階の脳重量は成人の90%～95%に達する。

c. 脳細胞の成熟過程の第三段階は10歳前後で、神経細胞の配線がさらに完成に近づいていく。

d. 身体のバランス、協応性、タイミング、力の発揮とその調節、リズム感覚などが必要とされる動作を身につけることは、小学生期までのこの時期には大切である。

39 発育期における体肢組成の変化について誤っているものを1つ選べ。

a. 男子の皮下脂肪断面積は12歳まで増加し、いったん減少するが14歳以降再び増加の傾向を示す。一方、女子では11～14歳にかけて急激に増加するがそれ以降には増加が見られない。

b. 男子では年齢が進むにつれて筋断面積は増加し、とくに12歳以降の増加が著しくその増加傾向は18歳ころまで続く。女子では年齢とともに徐々に増加する傾向を示し14～16歳前後までは増加していく。しかしながら13歳以後の増加の程度はきわめて緩やかなものとなる。

c. 筋線維は、その特性から速筋線維と遅筋線維に区別される。速筋線維は収縮速度が速く疲労しやすい、一方で遅筋線維は収縮速度が遅く持久的能力に優れるという特性を持つ。

d. 成長に伴う筋力の発達過程からみると、速筋線維と遅筋線維は同時期に発達することがうかがえる。

解答・解説

38：a
　　急ピッチに進む時期

39：d
　　速筋線維と遅筋線維は異なる時期に発達する。

40 発育期における持久性機能の発達について誤っているものはどれか。1つ選べ。

a. 呼吸器として肺の機能的・形態的変化を示す指標である肺容量は年齢とともに増加し、15歳前後に成人値に達する。

b. 絶対量としての最大酸素摂取量は発育に伴って増加し、4歳から13歳ごろまでほぼ直線的に増加していき、男子では13～15歳にかけて急激な増加が認められる。それに対して女子では14、15歳ごろにピークとなりその後顕著な増加は見られない。

c. 持久的なトレーニングは、思春期以前に多く効果が見られる。

d. 成長期の子どもにおいては、日常的な身体活動レベルと有酸素能力の間には関係性が見られる。

41 女性の身体的特徴に関する記述で正しいものの組み合わせはどれか。1つ選べ。

a. 皮下脂肪比率は、いずれの部位においても男性が女性より高い。

b. 日本人の成人の体脂肪量は男性が7.9kg、女性が11.5kgであり、女性のほうが男性を上回っている。

c. 女性は男性と比べて除脂肪組織が多く、体脂肪率が低い。

d. 女性の胸囲は男性の約93％、腹囲は約87％、腰囲は約98％であり、相対的にウエストが細く、ヒップが発達している。

ア a・b　**イ** c・d　**ウ** a・d　**エ** b・d

解答・解説

40：c
　持久的なトレーニングは、思春期以降になって顕著なトレーニング効果が見られるようになる。

41：エ
a．皮下脂肪比率は、いずれの部位においても女性が男性より高い。
c．女性は男性と比べて除脂肪組織が少なく、体脂肪率が高い。

42 体力・運動能力の性差の違いに関する記述で誤っているものはどれか。1つ選べ。

a. 最大酸素摂取量の性差は、ヘモグロビン濃度の差に起因するものである。
b. 筋持久力は絶対的な負荷で比較すると男性と女性の能力に変わりはない。
c. 最大筋力を体重あるいは除脂肪体重当たりの相対値で表すと、性差の大部分がなくなることが知られている。
d. 男女の握力を比較すると、12歳ごろから19歳にかけて急激に性差が広がる。

43 筋機能の性差の特徴に関する記述で誤っているものはどれか。1つ選べ。

a. 除脂肪体重当たりで示された脚力の比をみると、女性よりも男性のほうが高いレベルにある。
b. 除脂肪体重当たりの筋力を男女間で比較すると、胸、腕、肩などの上半身の筋力において女性が男性よりも弱い。
c. 筋力の性差は、体格、身体組成、部位別筋量の性差を反映していると考えられている。
d. 筋自体がもっている能力には、無酸素性パワーと有酸素性パワーがあり、どちらにも性差はない。

解答・解説

42：b
　　筋持久力は絶対的な負荷で比較すると男性が女性に比べて高い能力を示す。

43：a
　　男性よりも女性のほうが高いレベルを示す。

44 運動による筋機能の変化の性差に関する記述で誤っているものはどれか。1つ選べ。

a. 相対的に同じ内容のレジスタンストレーニングを行った場合、女性は男性と同等の筋力増加がみられる。

b. レジスタンストレーニングによる筋力増加や筋肥大の程度は、筋力の初期レベル、ホルモンレベル、遺伝的要因などの個人差のほうが、性差よりも大きく影響する。

c. 有酸素性作業能力、無酸素性作業能力のトレーナビリティに明確な性差は示されていない。

d. トレーニングによる最大酸素摂取量の改善の大きさは、女性よりも男性のほうが高い。

45 女性ホルモンであるエストロゲンに関する記述で誤っているものはどれか。1つ選べ。

a. 骨吸収の抑制

b. 塩分と水分の貯留

c. 血漿コレステロールの増加

d. 骨形成の促進

46 妊娠・出産と運動に関する記述で誤っているものはどれか。1つ選べ。

a. 妊娠中の運動は、短期的にも長期的にも、子宮内の胎児にとって利益になると推測されている。

b. 出産後早期に運動を再開すると母体に悪影響を及ぼす。

c. 妊娠中の運動は妊婦と胎児に好ましい影響をもたらす。

d. 妊娠中に運動をしている人は、運動をしていなかった人に比べて、分娩は快適な状態で時間が短く、合併症が少ない。

47

妊娠中の運動の安全管理基準に関する記述で誤っているものはどれか。1つ選べ。

a. 週2〜3回で、1回の運動時間は60分以内とする。
b. 妊娠16週以降では、仰臥位になるような運動は避ける。
c. スポーツを行っていることを産科主治医に伝える。
d. 合併症があれば運動は禁忌である。

48

閉経期・閉経後の運動に関する記述で誤っているものはどれか。1つ選べ。

a. 運動により更年期障害は軽減されるが、閉経開始を遅らせる可能性はない。
b. 閉経期には、女性ホルモンであるエストロゲン分泌量が低下し、骨密度が低下し、骨粗鬆症や転倒による骨折の危険度が増大する。
c. 閉経による生殖器官の萎縮により、膣、膀胱感染症、子宮脱に対する罹病性が増加する。
d. 定期的な有酸素性運動は、血中LDLコレステロールを低下させ、心血管疾患の危険性を減少させる。

解答・解説

44：d
　トレーニングによる最大酸素摂取量の改善の大きさに男女間の差はない。

45：c
　エストロゲンは血中コレステロールを低下させる作用がある。

46：b
　出産後早期に運動を再開したことによる母体への悪影響は認められていない。

47：d
　疾病の種類によっては、非妊時と同様に予防・治療に運動の応用が可能となってきた。

48：a
　運動は閉経開始を遅らせる可能性がある。

49 体力・運動能力のピークと加齢変化に関する記述で誤っているものはどれか。１つ選べ。

a. 20 m シャトルランで測定される全身持久力は、男では 14 歳ごろ、女では 13 歳ごろをピークに以後低下する。

b. 握力で測定される筋力は、男女とも６歳から発達し、男が 35 ～ 39 歳、女が 40 ～ 44 歳ごろにピークに達し以後漸減する。

c. 上体起こしで測定される筋力・筋持久力は、男女とも６歳から発達し、男が 17 歳ごろ、女が 14 ～ 18 歳ごろをピークに以後低下していく。

d. 体力テストは、すべての年代で共通のテストや指標を用いてそれぞれの体力要素や運動能力の推移を評価する。

50 加齢に伴う全身持久力の変化に関する記述で誤っているものはどれか。１つ選べ。

a. 加齢による最大酸素摂取量の低下率は男性と女性ではほぼ同じである。

b. 最大酸素摂取量は 20 歳代までにピークに達し、その後 10 年間でおよそ５～ 15％低下する。

c. トップレベルの持久性アスリートでは加齢に伴う最大酸素摂取量の低下率は健常な非鍛錬者より小さい。

d. 年齢が高くなると最高心拍数が減少し、最大酸素摂取量の低下の要因になる。

51 加齢に伴う筋機能の変化に関する記述で誤っているものはどれか。１つ選べ。

a. 筋力は筋量とともに神経系機能の影響を強く受けており、加齢に伴う運動単位の数の低下が関与している。

b. 筋パワーの低下は高齢者の日常生活動作に困難をきたすだけでなく、日常生活における転倒率と強い相関を示す。

c. 筋力は加齢に伴う筋パワーの低下よりも急激に減少する。

d. 高齢者における筋力の低下は上肢と下肢筋群のいずれにも観察されるが、とくに下肢筋群の低下が顕著である。

52 高齢者における有酸素性運動の効果に関する記述で誤っているものはどれか。1つ選べ。

a. 定期的な運動を実施しても、高齢者の最大酸素摂取量の改善率は若年者に比べると低い。

b. 有酸素性運動は、呼吸循環機能を改善するが、何よりも糖・脂質代謝異常や血圧を改善する効果が期待されている。

c. 有酸素性運動により、安静時の血圧低下、運動時心拍数増加反応の低下が期待される。

d. 有酸素性運動により、最大肺拡散容量の増加や最大換気量の増大が期待される。

53 中高年期における運動処方プログラムの負荷条件に関する記述で誤っているものはどれか。1つ選べ。

a. 高齢者におけるトレーニング効果は運動量に依存し、トレーニング刺激が大きければ大きいほどトレーニング効果も大きくなる。

b. 年齢はトレーニングの制限因子である。

c. 虚弱な高齢者や後期高齢者の場合には運動強度を下げる必要性がある。

d. 非活動的な高齢者には低強度から段階的な運動処方プログラムを作成する必要がある。

解答・解説

49：d
　体力テストをすべての年代で共通のテストや指標を用いて体力要素や運動能力の推移を評価することは現実的に困難である。

50：c
　トップレベルの持久性アスリートでは加齢に伴う最大酸素摂取量の低下率は健常な非鍛錬者より大きい。

51：c
　筋パワー⇔筋力

52：a
　最大酸素摂取量の改善率は若年者と同じ程度である。

53：b
　年齢はトレーニングの制限因子ではない。

54 中高年者の筋機能向上に関する記述で正しいものの組み合わせはどれか。1つ選べ。

a．高齢者がレジスタンストレーニングを行った場合、神経機能の改善のみが示され、筋への変化は期待できない。
b．高齢者においても定期的な運動やレジスタンストレーニングにより筋力、筋肥大、筋量の有意な増加が認められている。
c．高齢者における運動やトレーニング効果に性差の影響は認められない。
d．高齢者の筋線維量は水泳やジョギングを行っている人ほど多い。

ア a・b　**イ** a・c　**ウ** a・d　**エ** b・d

55 中高年期における運動の有効性に関する記述で誤っているものはどれか。1つ選べ。

a．運動と栄養の処方は骨量の低下や骨粗鬆症の発現を遅延させる。
b．高齢女性で定期的運動を行っている人は、運動をまったく行っていない人に比べて、骨密度が高い。
c．高齢の骨粗鬆症患者においては運動によって骨密度が増加することはない。
d．レジスタンス運動による筋量の増加は骨格筋による糖取り込みを増加する。

body
解答・解説

54：エ
a．高齢者がレジスタンストレーニングを行った場合、神経機能の改善と筋量の増加が期待できる。
c．性差の影響が認められている。

55：c
高齢の骨粗鬆症患者においても運動によって骨密度が増加する。

第**7**章
運動傷害と予防

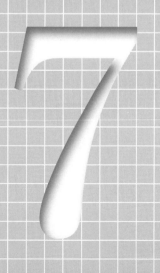

1 内科的急性スポーツ障害として誤っているものはどれか。1つ選べ。

a. 横紋筋融解　　**b**. 運動誘発性喘息
c. 貧血　　　　　**d**. side stitch

2 内因性突然死の原因や機序に関する記述で正しいものの組み合わせはどれか。1つ選べ。

a. 若年者のスポーツに関連した突然死は冠動脈疾患が多い。
b. 中高年スポーツ実施者の突然死の原因としては、冠動脈疾患がかなりの部分をしめている。
c. 年齢にかかわらず原因基礎疾患のほとんどが冠動脈疾患である。
d. スポーツに関連した突然死の原因として心臓震盪は上位に挙げられている。

ア a・b　　**イ** c・d　　**ウ** a・c　　**エ** b・d

3 熱中症に関する記述で正しいものはどれか。1つ選べ。

a. 熱疲労は全身倦怠感など循環不完全状態が主症候である。
b. 熱疲労は多臓器障害を起こし、死にいたる可能性が高くもっとも重症であると言える。
c. 環境温度が体温以上になれば、伝導・対流の放熱機構のみ作用しなくなる。
d. 環境湿度が高くなれば、蒸散の放熱機構としての効率は上昇してくる。

解答・解説

1：c
　内科的急性スポーツ障害には貧血は含まれていない。貧血は慢性運動障害である。

2：エ
　a．若年者のスポーツに関連した突然死は肥大型心筋症と先天性冠動脈奇形が多い。
　c．年齢にかかわらず原因基礎疾患のほとんどが心血管疾患である。

4 熱中症の予防対策に関する記述で誤っているものはどれか。1つ選べ。

a. 高齢者、体力低下者、薬物服用者は暑熱環境時の運動にとくに注意が必要である。

b. WBGT計の値を参考にして、練習や試合への参加の中止を決定することが望ましい。

c. 運動実施時にはこまめに休憩をとり、水分を摂取するだけで十分である。

d. 10～15分ごとに休憩をとり、200mℓくらいの水分補給をしていくことが、一般的な方法である。

5 貧血に関する記述で誤っているものはどれか。1つ選べ。

a. アスリートにおける貧血の原因の多くは、ヘム合成障害をもたらす鉄欠乏である。

b. 鉄欠乏の原因として食事からの鉄摂取量低下が原因としてもっとも多い。

c. 食事摂取内容でとくに重要なものは、鉄、たんぱく質、およびビタミンCである。

d. 鉄、たんぱく質、ビタミンCのすべての量は、アスリートも一般人に推奨される量で十分である。

解答・解説

3：a
　b．熱疲労ではなく熱射病。
　c．環境温度が体温以上になれば、伝導・対流・輻射の放熱機構は作用しなくなる。
　d．環境湿度が高くなれば、蒸散の放熱機構としての効率は低下してくる。

4：c
　塩分を含んだ水分を摂取することが重要である。

5：d
　アスリートは鉄、たんぱく質およびビタミンCのすべての量は、一般人に推奨される量の約2倍に相当する。

6 オーバートレーニング症候群に関する記述で誤っているものはどれか。1つ選べ。

a. 予防および早期発見が重要であり、適切なトレーニング処方を作成することが必要である。

b. 過剰な競技回数はオーバートレーニング症候群の潜在的引き金にはならない。

c. 早期発見には、日常的に選手の健康状態を自覚的および他覚的にチェックする必要がある。

d. 長期間続けることは、その後に生殖機能障害や免疫機能障害をもたらすことにつながる。

7 頭部の三重構造に属さないものはどれか。1つ選べ。

a. 頭皮   **b**. 頸椎   **c**. 脳   **d**. 頭蓋骨

8 頭部外傷に関する記述で誤っているものはどれか。1つ選べ。

a. 頭部外傷が単純型であれば競技の続行も可能であり、後遺症を残すこともない。

b. 脳震盪とは、頭部への直接的、間接的な衝撃により引き起こされた脳の機能障害を意味する。

c. 脳震盪を起こした後、頭痛、平衡機能障害などの神経障害がない場合はプレーに復帰してもよい。

d. 頭蓋骨が骨折するほどの衝撃を受けた場合、脳にもなんらかの悪影響を及ぼすことが多い。

解答・解説

6：b
　過剰な競技回数はオーバートレーニング症候群の潜在的引き金になる。

7：b
　頭部の三重構造は頭皮、頭蓋骨、脳から構成されている。

9 頸部に関する記述で誤っているものはどれか。1つ選べ。

a. 椎間板は髄核、繊維輪、椎体から構成されている。

b. 頸椎は、重い頭部を支持しつつ、大きな可動域を有し、頸髄を脊柱管に収めて保護している。

c. 第1頸椎と第2頸椎で構成される上位頸椎と、第3～7頸椎で構成される中下位頸椎に分けられる。

d. 上位頸椎は、頸椎全体の回旋運動の50～60%、前後屈運動の50%を担っている。

10 頸椎損傷が発生する原因に関する記述で正しいものの組み合わせはどれか。1つ選べ。

a. 頸椎脊柱管狭窄や椎間板ヘルニアを基盤に、過屈曲もしくは過伸展を強制された場合に、中心性脊髄損傷として発生する。

b. 水飛び込み、頭を下げてのタックル、ラグビーのスクラムのコンプシング、柔道の投げ技などで、通常、頭頂からの軸圧、または過屈曲損傷により中下位頸椎に発生する。

c. タックルなどにより、頭部が後外側に降られた際、反対側の腕神経叢が牽引され、同側の神経根が圧迫され、または腕神経叢にひざなどが直接当たって当該神経領域位の上肢の痛みが発生する。

d. 脊柱管狭窄や椎間板ヘルニアが存在すると、過伸展でも発生しうる。

ア a・b **イ** b・c **ウ** a・d **エ** b・d

解答・解説

8：c
　脳震盪を起こした後は、セカンドインパクト症候群や脳震盪後症候群への移行を避けるため、当日のプレー復帰は控える。

9：a
　椎間板は髄核、繊維輪、軟骨終板から構成されている。

10：エ
　a．一過性四肢麻痺についての記述である。
　c．バーナー症候群についての記述である。

11 肩のスポーツ外傷ではないものはどれか。１つ選べ。

a. 鎖骨骨折　　　　**b**. 反復性肩関節脱臼
c. 肩関節脱臼　　　**d**. 肩鎖関節脱臼

12 肘の伸展で主に使われる骨格筋はどれか。１つ選べ。

a. 上腕筋　　　　　**b**. 腕橈骨筋
c. 上腕二頭筋　　　**d**. 上腕三頭筋

13 肩甲上腕リズムに必要な肩関節の動きはどれか。１つ選べ。

a. 伸展　　　　　　**b**. 外旋
c. 外転　　　　　　**d**. 水平伸展

14 腰部の解剖学的構造や動きに関する記述で誤っているものはどれか。１つ選べ。

a. 腰椎は第１腰椎（L1）から第５腰椎（L5）までの５つの脊椎骨で構成されている。
b. 脊椎骨は、前方の椎弓と後方の椎体からなる。
c. 腰椎後方には脊柱直立（起立）筋が、前方には大腰筋が走る。
d. 腰椎部と股関節の協調運動を腰椎骨盤リズムと呼ぶ。

解答・解説

11：b
　　反復性肩関節脱臼は肩の障害である。

12：d
　　上腕筋、腕橈骨筋、上腕二頭筋は主に屈曲で使われる骨格筋である。

13：c
　　肩関節を120°外転させると肩甲上腕リズムとなる。

15 腰部に発生する急性損傷や腰痛に関する記述で正しいものはどれか。1つ選べ。

a. 中心部分の髄核がなんらかの外力によって生じた線維輪の損傷部から突出してくるのが椎間板ヘルニアである。

b. 腰椎椎間板ヘルニアの治療は腰部の「安静」が第一であり、体幹の前屈運動を行うと効果的である。

c. 高齢者が運動中に軽微な負荷で腰痛を訴え始めた場合、まだ腰椎圧迫骨折であるとは判断できないため、検査などは必要とせず、様子を見ながら継続する。

d. 変形性腰椎症、腰部脊柱管狭窄症は自然経過に治癒するため、薬物療法、生活動作改善による継続的な疼痛コントロールは必要ない。

16 骨盤・股関節部の解剖学的構造や動きに関する記述で誤っているものはどれか。1つ選べ。

a. 骨盤は後方の仙骨と左右の寛骨からなる。

b. 仙骨・寛骨間は仙腸関節で、左右の寛骨は恥骨結合で連接している。

c. 股関節は球関節で、屈曲、伸展、外転、内転、外旋、内旋の6方向の可動性をもつ。

d. 股関節の主な屈曲筋は腸腰筋、伸展筋は中殿筋、外転筋は大殿筋である。

解答・解説

14：b
　脊椎骨は、前方の椎体と後方の椎弓からなる。

15：a
- b．腰椎椎間板ヘルニアの治療は、体幹の前屈動作を避けるとともにコルセットによる体幹固定を行う。
- c．高齢者が運動中に軽微な負荷でも腰痛を訴え始めた場合は、腰椎圧迫骨折を疑い、X線検査を行う。
- d．変形性腰椎症、腰部脊柱管狭窄症は自然経過に治癒することはなく、薬物療法、生活動作改善による継続的な疼痛コントロールが必要となる。

16：d
　股関節の主な屈曲筋は腸腰筋、伸展筋は大殿筋、外転筋は中殿筋である。

17 骨盤・股関節部に発生する急性損傷や腰痛に関する記述で誤っているものはどれか。1つ選べ。

a. 骨祖鬆症を有する高齢者では転倒にて大腿骨の頸部骨折を生じることがある。

b. 加齢に伴い股関節に変形性変化が生じる。

c. 変形性股関節症が進行すると、股関節可動域が拡大しすぎてしまうため、怪我をしやすくなる。

d. 変形性股関節症の症状は、殿部、大腿骨大転子周辺、鼠径部の領域の漠然とした痛みである。

18 大腿部・下腿部の解剖学的構造と肉離れに関する記述で正しいものはどれか。1つ選べ。

a. 大腿部の前面には大腿直筋、外側広筋、内側広筋、中間広筋の4頭からなる大腿四頭筋がある。

b. 下腿三頭筋の遠位3分の2は腱性部分で、アキレス腱と呼ばれる。

c. 大腿直筋およびハムストリングのうち大腿二頭筋長頭と半膜様筋は2関節筋のためもあって、肉離れを起こしにくい。

d. 肉離れの急性の痛みは数週間で引き、痛みは治療の目安となる。

解答・解説

17：c
　　変形性股関節症が進行すると、股関節可動域が制限される。

18：a
　b．下腿三頭筋の遠位3分の1は腱性部分で、アキレス腱と呼ばれる。
　c．大腿直筋およびハムストリングのうち大腿二頭筋長頭と半膜様筋は2関節筋のためもあって、肉離れを起こしやすい。
　d．肉離れの急性の痛みは数週間で引くが、痛みは治療の目安とならず、運動再開にあたっては専門医の診断を仰ぐ必要がある。

19 膝関節の解剖学的構造や動きに関する記述で正しいものはどれか。1つ選べ。

a. 屈曲・伸展・回旋の動きをし、側方向の動きはわずかである。

b. 骨性の安定性に乏しく、関節の安定性は靭帯と周囲筋に依存している。

c. 後十字靭帯は、腓骨の後方への動揺性を制御している。

d. 外側側副靭帯は膝関節の外反方向の動揺性を制御している。

20 膝関節に発生する急性損傷や膝痛に関する記述で正しいものはどれか。1つ選べ。

a. 靭帯損傷後は膝関節周囲の疼痛と腫脹、不安定感が生じ、骨折と同様、骨性の支持が保たれない。

b. 靭帯はX線写真に写るため、MRI検査の必要はない。

c. 半月板損傷は主に膝を伸ばす動作で発生する。

d. 変形性膝関節症の疼痛コントロールには運動負荷の調節とともに膝周囲筋のトレーニングが不可欠である。

解答・解説

19：b
a. 屈曲・伸展のみの動きで、回旋と側方向の動きはしない。
c. 後十字靭帯は、脛骨の後方への動揺性を制御している。
d. 内側側副靭帯は膝関節の外反方向の動揺性を制御している。

20：d
a. 靭帯損傷後は膝関節周囲の疼痛と腫脹、不安定感が生じるが、骨折と違い骨性の支持は保たれていることから荷重はできることが多い。
b. 靭帯はX線写真では写らないので、補助的診断法としてMRI検査が有用である。
c. 半月板損傷は主に膝をひねる動作で発生する。

21 足関節や足部の解剖学的構造や動きに関する記述で正しいものはどれか。1つ選べ。

a. 足関節は脛骨、腓骨、踵骨で構成される。

b. 足関節の動きは底屈と背屈、回内外である。

c. 足部は距骨、踵骨、舟状骨ほかの足根骨と中足骨、さらに遠位の足趾骨に分かれる。

d. 足部の動きはうち返しとそと返しで、うち返しの場合、足関節の底屈、距骨下関節の回内、前足部の外転が同時に起こる。

22 足関節や足部に発生する急性損傷や疼痛に関する記述で誤っているものはどれか。1つ選べ。

a. 中足骨には疲労骨折が好発する。

b. 偏平足では内側縦アーチの構造が失われており、足底腱膜炎をはじめさまざまな慢性的な痛みが生じる。

c. 足関節捻挫の多くは足部がそと返しとなって生じるそと返し（外反）捻挫である。

d. 捻挫が反復性となったり、足関節可動域制限、慢性的な足関節痛、足関節不安定性のような種々の後遺症を残すことも多い。

23 腰部・下肢に発生する急性損傷や慢性損傷の対応策に関する記述で誤っているものはどれか。1つ選べ。

a. 打撲や捻挫に対しての応急処置の原則は RICE 処置である。

b. 骨折、脱臼と捻挫との区別は難しいので、骨折、脱臼が少しでも疑われたら固定のほうを優先させる。

c. 骨折の場合は局部症状だけでなく、血圧上昇、気分不良、顔面蒼白のような全身症状（ショック症状）が現れることが多い。

d. 慢性的な痛みは運動継続が可能であるだけに対処が遅れがちである。

24 腰部・下肢に発生する急性損傷や慢性損傷の予防策についての記述で誤っているものはどれか。1つ選べ。

a. 体幹筋の強化と腰椎骨盤リズムの改善が強調される。

b. 膝関節、足関節の靭帯損傷予防には下肢のひねり動作の制御がポイントで、バランストレーニングやジャンプトレーニングが強調される。

c. 慢性的な痛みの原因は身体の誤った使い方(ミスユース)というより単なる運動のしすぎ(オーバーユース)による局所の過度なひずみという場合がよくみられる。

d. 全身の効率のよいスポーツ動作継続のためにも当日の筋疲労は確実に取っておかなければならない。

解答・解説

21：c
　a．足関節は脛骨、腓骨、距骨で構成される。
　b．足関節の動きは底屈と背屈のみで、回内外はさらに遠位の距骨化関節(距骨と踵骨との間の関節)が担う。
　d．足部の動きはうち返しとそと返しで、うち返しの場合、足関節の底屈、距骨下関節の回外、前足部の内転が同時に起こる。

22：c
　足関節捻挫の多くは足部がうち返しとなって生じるうち返し(内反)捻挫である。

23：c
　血圧上昇→血圧低下

24：c
　慢性的な痛みの原因は単なる運動のしすぎ(オーバーユース)というより身体の誤った使い方(ミスユース)による局所の過度なひずみという場合がよくみられる。

Memo

第 **8** 章
体力測定と評価

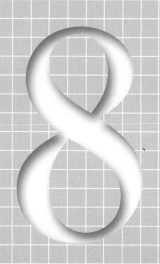

1 体力測定の活用法に関する記述で正しいものの組み合わせはどれか。1つ
選べ。

a. 体力測定値のスコア化により、測定値がもつ意味を解釈しやすくする。
b. Ｔスコアでは、平均値が0で、プラスであれば優れていることを表している。
c. スコア化することで単位がなくなるため、単位の異なる項目間の比較が可能となる。
d. 体力年齢が暦年齢よりも若ければ、その人の年齢の標準よりも体力が低いことを表している。

ア a・b　　**イ** a・c　　**ウ** c・d　　**エ** a・d

2 適正な体力測定の条件に関する記述で正しいものの組み合わせはどれか。
1つ選べ。

a. 練習による測定動作の慣れや、疲労、心理状態などさまざまな要因による測定値変動は少ないほうが望ましく、信頼性に優れている。
b. 一定時間内に多くの参加者の測定が必要な場合は、特別な測定機器を導入する。
c. 経済性よりも信頼性、妥当性に優れた測定を実施することが重要である。
d. 測定が運動のきっかけとなる場合もあるので、参加者が興味、関心をもち、積極的に取り組むことのできる測定項目であるか考慮する。

ア a・b　　**イ** b・c　　**ウ** c・d　　**エ** a・d

解答・解説

1：イ
　b. 記述は、Ｚスコア。Ｔスコアは平均値が50で、偏差値とも呼ばれる。
　d. 体力が低い→体力が高い

2：エ
　b. 一定時間内に多くの参加者の測定が必要な場合には、特別な測定機器を必要とせず、測定方法が容易で身近な環境条件で簡便に行えるかが重要である。
　c. 信頼性、妥当性に優れていても経済性が劣っている場合、実用性は低い。

3 体力測定の活用法、適正な体力測定の条件に関する記述で誤っているものはどれか。1つ選べ。

a. 文部科学省は、体力測定を「高齢化の進展に伴い、児童期から高齢期における国民の体力の現状を明らかにするとともに、その推移を把握するためのもの」と位置づけている。

b. 体力測定の結果は、集団の体力を把握するだけではなく、個人のその後の健康維持・向上に役立てることが望ましい。

c. 妥当性とは、対象者の体力をどの程度正確に測定できるかということを意味する。

d. 信頼性とは、異なる測定者が同一対象者に同一の測定を行った場合における結果の一致度を意味する。

4 最大負荷テストの測定方法に関する記述で正しいものの組み合わせはどれか。1つ選べ。

a. 1RMとは、よいフォームで1回しか遂行することのできない最大重量である。

b. 測定時には、予測最大量の40～60%の重さを5～10回繰り返し、軽いウォーミングアップを行う。

c. 1RMをうまく引き出すために対象者とコミュニケーションなどせず行う。

d. 握力計や脚筋力計は動的筋力測定で、等尺性収縮時に発揮される筋力を測定する。

ア a・b　**イ** b・c　**ウ** c・d　**エ** a・d

解答・解説

3：d

信頼性とは、同一測定者が同一対象者に同一の測定を行った場合における結果の一致度を意味する。

異なる測定者が同一対象者に同一の測定を行った場合における結果の一致度を客観性という。

4：ア

c. 1RMをうまく引き出すには、対象者との明確なコミュニケーションが必要である。

d. 動的筋力測定→静的筋力測定

5 体力測定の評価方法として正しいものの組み合わせはどれか。1つ選べ。

a．Tスコア
b．Sスコア
c．Nスコア
d．Zスコア

ア a・b　**イ** b・c　**ウ** c・d　**エ** a・d

6 最大酸素摂取量の測定方法に関する記述で正しいものの組み合わせはどれか。1つ選べ。

a．トレッドミルエルゴメータでの測定値は自転車エルゴメータで測定したよりも5〜15％低い値を示す。
b．上肢のみと下肢のみの運動で測定すると、下肢のみで運動したほうが30〜40％低い値を示す。
c．間接推定法は、最大運動まで運動させないため短時間で行うことができ、簡便性、経済性、安全性にも優れている。
d．自覚的運動強度の指標は直接法でも間接推定法でも必要である。

ア a・b　**イ** b・c　**ウ** c・d　**エ** a・d

7 敏捷性を測定する方法として正しいものの組み合わせはどれか。1つ選べ。

a．長座体前屈
b．時間往復走
c．シャトルラン
d．開眼片足立ち

ア a・b　**イ** b・c　**ウ** c・d　**エ** a・d

8 体力測定値のスコア化の際に用いる標準偏差の意味として正しいものはどれか。1つ選べ。

a. 集団の測定値のばらつき
b. 集団の測定値の優劣
c. 集団の測定値の信頼性や妥当性
d. 集団の測定値の再現性や安定性

9 体力測定の評価方法として、標準得点（Ｚ得点）と偏差値による5段階評価で正しいものはどれか。1つ選べ。

a. Ｚ＝－1　なら偏差値＝40
b. Ｚ＝－4　なら偏差値＝40
c. Ｚ＝－1　なら偏差値＝90
d. Ｚ＝1　なら偏差値＝40

解答・解説

5：エ
　他に、Ｃスコア、Ｈスコアなどがある。

6：ウ
　a．5～15％低い値を示す→5～15％高い値を示す。
　b．30～40％低い値を示す→30～40％高い値を示す。

7：イ
　他に、反復横とび、バーピーテスト、J.S.テスト、折り返し走、ジグザグドリブル走などがある。

8：a

9：a

10

体力の加齢に伴う変化および性差に関する記述で誤っているものはどれか。1つ選べ。

a. 男性における体力の最高レベル期をみると、敏捷性、柔軟性は10代前半に最高レベルに達し、10代後半に低下傾向を示す。

b. 男性における体力の最高レベル期をみると、筋力は20代で一貫して最高レベルを維持している。

c. 女性における体力の最高レベル期をみると、多くの体力要素は10代前半にピークに達し、10代後半には低下傾向を示す。

d. 女性は、全体的に男性よりも2～3年早い時期に体力のピークに達する。

11

柔軟性・敏捷性・平衡性の測定および評価法に関する記述で誤っているものはどれか。1つ選べ。

a. 敏捷性の測定方法には、反復横とび、バーピーテスト、ジグザグドリブル走などがあり、ジグザグドリブル走は所要時間で評価される。

b. 静的平衡性をみる評価項目には、開眼片足立ちや閉眼片足立ちがあり、片足でバランスを保ち続けることのできる時間で評価される。

c. 柔軟性の測定方法には、立位体前屈、長座体前屈、伏臥上体そらし、前後開き、後ろそらしなどがある。

d. 柔軟性の評価法には、距離法、角度法、指数法などがあり、前後開きは角度法によって評価される。

解答・解説

10：a
　敏捷性、柔軟性は10代後半に最高レベルに達し、20代初期に低下傾向を示す。

11：d
　前後開きは角度法によって評価される→前後開きは指数法によって評価される。

12

中年者の新体力測定のテスト項目として正しいものの組み合わせはどれか。1つ選べ。

a. 上体起こし
b. 立ち幅とび
c. 閉眼片足立ち
d. 垂直とび

ア a・b **イ** b・c **ウ** c・d **エ** a・d

13

体力測定の方法に関する記述で正しいものの組み合わせはどれか。1つ選べ。

a. 握力は連続して右2回、左2回測定し、それぞれの平均をさらに平均する。
b. 上体起こしは30秒間に、両大腿部と両肘がついた回数を記録し、2回実施して記録のよいほうとする。
c. 長座体前屈は2回実施してよいほうの記録をとる。
d. 反復横とびは中央ラインから左右に100cmのところにラインを引き、ラインを通過するごとに1点を与え、20秒間繰り返し、2回実施してよいほうの記録をとる。

ア a・b **イ** b・c **ウ** c・d **エ** a・d

解答・解説

12：ア
　　握力、上体起こし、長座体前屈、反復横とび、急歩か20mシャトルラン、立ち幅とびの6項目。

13：ウ
a. 握力は右左交互に2回ずつ測定し、それぞれのよいほうの記録を平均する。
b. 上体起こしは30秒間に、両大腿部と両肘がついた回数を記録する。実施は1回とする。

14

中年者の体力測定に関する記述で正しいものの組み合わせはどれか。1つ選べ。

a. 急歩は1,000mをいずれかの足が常に地面についているようにして急いで歩き、要した時間を記録する。

b. 立ち幅とびは、両足で同時に踏み切り、身体が地面に触れた最も踏み切りに近い位置と、踏み切り前の両足の中央の位置とを結ぶ直線の距離を計測する。2回実施して平均する。

c. 文部科学省の新体力テストでは中年者の握力は左右交互に2回ずつ測定するが、介護予防事業の二次予防事業の握力測定は、利き手で1回行う。

d. 20mシャトルランは、被測定者の健康状態に十分注意し、医師の治療を受けている者や実施が困難と認められる者については実施しない。

ア a・b **イ** b・c **ウ** c・d **エ** a・d

15

新体力テスト（20〜64歳対象）の測定項目および評価法に関する記述で誤っているものはどれか。1つ選べ。

a. 健康関連体力要素を積極的に測定し、体力水準を確認することが必要である。

b. 生涯における体力づくりの主要な戦略ポイントは、20歳までの成長期における体力発達と、40歳以降の体力維持増進の2点である。

c. 中年者の体力テストは新体力テストを使用する。文部科学省新体力テストでは反復横とび、急歩とシャトルランとの選択、立ち幅とびの3テストである。

d. 文部科学省新体力テストの体力評価では、項目別得点表、総合評価基準表、および体力年齢判定基準表を使用する。

解答・解説

14：ウ
a. 急歩は男女で測定する距離が違い、男性1,500m、女性1,000m。
b. 2回実施してよいほうの記録をとる。

15：c
握力、上体起こし、長座体前屈の3項目に、反復横とび、急歩とシャトルランとの選択、立ち幅とびの3項目を加えた、計6テストである。

16 新体力テストの急歩に関する記述で正しいものの組み合わせはどれか。1つ選べ。

a. スタートの合図からゴールライン上に体の一部が到達するまでに要した時間を計測する。
b. 2回実施する。
c. いずれかの足が常に地面についているようにして急いで歩く。
d. いたずらに競争しないように、また無理なペースで歩かないように注意し、各自の能力を考えて歩くように指導する。

ア a・b　　**イ** b・c　　**ウ** c・d　　**エ** a・d

17 新体力テストの握力の測定方法に関する記述で正しいものはどれか。1つ選べ。

a. 握力計の指針が内側になるようにもつ。
b. 中指の第1関節がほぼ90°になるように握り幅を調節する。
c. 左右3回以上実施する。
d. 左右おのおののよいほうの記録を平均し、キログラム未満は四捨五入する。

第8章　体力測定と評価

解答・解説

16：ウ
　a．体の一部→胴（頭、肩、手、足ではない）
　b．実施は1回とする。

17：d
　a．内側→外側
　b．中指の第1関節→人差し指の第2関節
　c．左右3回以上→左右交互に2回ずつ

18 新体力テストの立ち幅とびに関する記述で正しいものはどれか。1つ選べ。

a. 瞬発力を評価するために行う。

b. 体が砂場に触れた位置のうち、最も踏み切り線に遠い位置を測定する。

c. 敏捷性を評価するために行う。

d. 跳ぶ前は、つま先は踏み切り線の前端にそろわなくてもよい。

19 新体力テストの長座体前屈、20 mシャトルランに関する記述で誤っているものはどれか。1つ選べ。

a. 長座体前屈の実施上の注意として、前屈姿勢をとったときに、膝が曲がらないように気をつける。

b. 長座体前屈の実施上の注意として、靴を脱いで実施する。

c. 20 mシャトルランの実施上の注意として、被測定者に対し、最初のランニングスピードがどの程度か知らせる。

d. 20 mシャトルランの実施上の注意として、テスト実施前のウォーミングアップは控えめにしておく。

20 立ち幅とび、握力に関する記述で誤っているものはどれか。1つ選べ。

a. 立ち幅とびの実施上の注意として、踏み切り線から砂場（マット）までの距離は、被測定者の実態によって加減する。

b. 立ち幅とびの方法として、両足をそろえて、つま先が踏み切り線の前端にそろうように立つ。

c. 文部科学省の新体力テストでは、握力の測定は中年者も高齢者も左右交互に2回ずつ行う。

d. 文部科学省の新体力テストでは高齢者の握力の測定は左右交互に2回ずつ行うが、介護予防事業の二次予防事業の握力測定は、利き手で1回行う。

21

高齢者の持久力の特性に関する記述で正しいものの組み合わせはどれか。1つ選べ。

a. 体力や身体機能は、20歳代で最高になり、その後加齢に伴って低下する。最大値の50%になると自立した日常生活が困難となる。

b. 最大酸素摂取量は、20歳前後に最高になり、その後低下して65歳になると20歳代の約50%になる。

c. 高齢者における持久力の個人差は大きく、遺伝的要因や運動習慣、持病の有無が関係する。

d. 健康な高齢者でも、一度低下した $\dot{V}O_{2max}$ は増加させるのは困難である。

ア a・b　　**イ** b・c　　**ウ** c・d　　**エ** a・d

22

高齢者の持久力の特性としての70歳の最高心拍数の目安（予測 HR_{max}）で正しいものはどれか。1つ選べ。

a. 100拍/分　　**b**. 120拍/分　　**c**. 150拍/分　　**d**. 180拍/分

解答・解説

18：a

b. 最も踏み切り線に遠い位置→最も踏み切り線に近い位置

c. 敏捷性→筋パワー

d. つま先は踏み切り線の前端にそろわなくてもよい→つま先は踏み切り線の前端にそろうように立つ。

19：d

テスト実施前のウォーミングアップでは、足首、アキレス腱、膝などの柔軟運動を十分に行う。

20：b

両足をそろえて→両足を軽く開いて

21：イ

a. 最大値の30%以下になると自立した日常生活が困難となる。

d. 健康な高齢者が、$\dot{V}O_{2max}$ の40～85%に相当する運動強度で、20分～60分/日、週3～5回の頻度で持久性トレーニングを3～6ヵ月間行うと、性別にかかわらず $\dot{V}O_{2max}$ は5～20%増加する。

22：c

予測 HR_{max}（拍/分）＝ 220 － 年齢（歳）

23 高齢者の持久力の特性と背景に関する記述で誤っているものはどれか。1つ選べ。

a. 高齢者における持久力の個人差には、遺伝的要因や運動習慣に加え、持病の有無が関係する。

b. 内科的疾患や整形外科的障害のために運動が制限（症候限界）されて、$\dot{V}O_{2max}$ の低下が起きる場合の酸素摂取量を、症候限界性最高酸素摂取量と呼ぶ。

c. マスターズアスリートのように長年にわたって持久性トレーニングを行っている高齢者では、$\dot{V}O_{2max}$ だけでなく最大1回拍出量も若年者と同等かそれ以上に維持されている。

d. 高齢者は個人差が小さいため、個人の特性にあった運動プログラムを作成することは特に重要ではない。

24 高齢者の持久力測定上の留意点に関する記述で誤っているものはどれか。1つ選べ。

a. 事故を防止し、測定を正確に行うための注意事項として、測定日前日は、十分な睡眠をとり体調を整える。

b. 事故を防止し、測定を正確に行うための注意事項として、測定日当日は、十分な水分をとっておく。

c. 事故を防止し、測定を正確に行うための注意事項として、測定日当日は、朝食は摂らない。

d. 事故を防止し、測定を正確に行うための注意事項として、測定日前日は、飲酒を控える。

解答・解説

23：d	24：c
高齢者では体力の個人差が大きいため、個人の特性にあった運動プログラムを作成することが特に重要である。	朝食は摂らない→軽い食事摂取後2時間以上経ってから来室する

25 高齢者の持久力の測定および評価法に関する記述で正しいものはどれか。1つ選べ。

a. 直接法は、専門スタッフに加え、運動負荷装置、呼気ガス分析装置を完備していることが必要である。

b. 直接法は、専門スタッフに加え、運動負荷装置、呼気ガス分析装置、心電図モニター（心拍計）を完備していることが必要である。

c. 間接法は、呼気ガス分析装置はないが、心拍計が完備している場合に用いられる。

d. 間接法は、呼気ガス分析装置はないが、運動負荷装置が完備している場合に用いられる。

26 高齢者の持久力の測定および評価法に関する記述で誤っているものはどれか。1つ選べ。

a. 直接法あるいは間接法で求めた $\dot{V}O_{2max}$ が、日本人の標準値と比較してどうか、また、生活習慣病の発症リスクはどうか、を指導者がコメントすることにより、対象者の運動意欲が高まることが期待できる。

b. 簡易法は、おおよその持久力を把握するテストとして用いるとよい。

c. 測定結果と評価を逐次対象者にフィードバックするだけでなく、対象者と指導者が一緒になってトレーニング結果を評価することが重要である。

d. トレーニング効果を評価するために、おおむね3〜6週後に測定を行うとよい。

解答・解説

25：b
　c．d．間接法は、呼気ガス分析装置はないが、運動負荷装置と心拍計が完備している場合に用いられる。

26：d
　3〜6週後に→3〜6ヵ月後に

27 地域支援事業における介護予防事業に関する記述で正しいものの組み合わせはどれか。1つ選べ。

a. 地域支援事業では、介護予防・日常生活支援総合事業（総合事業）、包括的支援事業、任意事業が実施されている。

b. 介護予防・生活支援サービス事業の対象者は、65歳以上のすべての高齢者およびその支援のための活動に関わる人である。

c. 一般介護予防事業の対象者は、要支援者および事業対象者である。

d. 総合事業は、介護予防・生活支援サービス事業、一般介護予防事業で構成される。

ア a・b　　**イ** b・c　　**ウ** c・d　　**エ** a・d

28 地域支援事業における介護予防事業に関する記述で正しいものの組み合わせはどれか。1つ選べ。

a. 一般介護予防事業は、市町村の独自財源で行う介護保険外サービスである。

b. 介護予防・生活支援サービス事業の目的は、地域における自立した日常生活を送ることができるように支援することである。

c. 介護予防・生活支援サービス事業は、市町村の独自財源で行う介護保険サービスである。

d. 一般介護予防事業は、介護予防のハイリスクアプローチとして位置づけられる。

ア a・b　　**イ** b・c　　**ウ** c・d　　**エ** a・d

解答・解説

27：エ	28：ア
b．介護予防・生活支援サービス事業→一般介護予防事業 c．一般介護予防事業→介護予防・生活支援サービス事業	c．市町村の独自財源→介護保険財源 d．ハイリスクアプローチ→ポピュレーションアプローチ

29 介護予防に関する記述で正しいものの組み合わせはどれか。1つ選べ。

a．要支援者とは、なんらかの軽度の機能低下が生じて日常生活の自立が困難となる危険性が高いと思われる高齢者である。

b．生活機能検査とは、事業対象者となる候補者を選定する検査である。

c．一般高齢者とは、日常生活を自立して営むことが可能な高齢者である。

d．一般介護予防事業には、介護予防把握事業、介護予防普及啓発事業、地域介護予防活動支援事業、一般介護予防事業評価事業、地域リハビリテーション活動支援事業がある。

ア a・b　**イ** b・c　**ウ** c・d　**エ** a・d

30 介護予防に関する記述で正しいものの組み合わせはどれか。1つ選べ。

a．心身機能の改善などを通じて高齢者一人ひとりの生活行為や参加の向上をもたらし、生きがいや自己実現の達成に向けた取り組みを支援して、QOL の向上を目指す。

b．運動機能や栄養状態などの個々の要素の改善を目的とする。

c．要介護状態の発生をできる限り防ぐことだけを目指す。

d．要介護状態の発生をできる限り防ぐこと、そして要介護状態にあってもその悪化をできる限り防ぐこと、さらには軽減を目指す。

ア a・b　**イ** b・c　**ウ** c・d　**エ** a・d

解答・解説

29：ウ
 a．要支援者とは→介護予防事業対象者（事業対象者）とは
 b．生活機能検査とは→生活機能チェックとは

30：エ
 b．これからの介護予防は、単に高齢者の運動機能や栄養状態といった個々の要素の改善だけを目指すものではなく、健康の維持・増進戦略として積極的な目標を有するものとして考えられるべきである。

31 介護予防サービスにおける運動機能測定の項目と方法に関する記述で正しいものの組み合わせはどれか。1つ選べ。

a．握力は利き手で2回測定する。

b．開眼片足立ち時間は、左右の好きな側の足を上げ、測定時間は120秒までとする。

c．5m歩行時間は、11mを歩いてもらい、3mの地点を通過してから8mの地点でからだの一部が通過するまでの所要時間を測定する。

d．ファンクショナルリーチは、手は同じ高さを維持したまま、足は動かさずに測定する。前に踏み出したり、元の状態に戻れないときは再度測定を行う。

ア a・b　　**イ** b・c　　**ウ** c・d　　**エ** a・d

32 体脂肪測定法に関する記述で正しいものの組み合わせはどれか。1つ選べ。

a．水中体重秤量法は水中と陸上で測定した体重から求めた体密度を用いて体脂肪率を算出する。国際的にももっとも信頼性の高い標準法とされている。

b．空気置換法はボイルの法則を適用して体積を求めて体密度を算出する。水中体重秤量法より対象者の負担は軽減される。

c．BI法は高低2種類の異なるエネルギーのX線が各組織を透過したときの減衰率から身体組成を算出する。

d．DEXA法は人体に無痛の微弱な電流を流したときの生体電気抵抗値などから、体脂肪率を算出する。

ア a・b　　**イ** b・c　　**ウ** c・d　　**エ** a・d

解答・解説

31：ウ	32：ア
a．握力は利き手で1回測定する。	c．記述はDEXA法のもの。
b．測定時間は60秒までとする。	d．記述はBI法のもの。

33 体脂肪測定方法に関する記述で誤っているものはどれか。1つ選べ。

a. 体脂肪測定法は、水中体重秤量法、空気置換法、DEXA法、BI法、重水希釈法、超音波法、キャリパー法などがある。

b. 水中体重秤量法は、国際的に最も信頼性の高い標準法とされているが、最大呼出の状態で水中に沈んで静止しなければならないという苦痛を伴うため子どもや高齢者には不向きである。

c. DEXA法は、人体に無痛の微弱な電流を流したときの生体電気抵抗値、つまりインピーダンスとともに、身長や年齢などの他の測定値とともに体脂肪率を算出する方法である。

d. BMIは、肥満判定に利用される体格指数として国際間で広く利用されている指標であり、ケトレー指数またはカウプ指数として用いられていたものである。

34 身体組成の測定方法の中で、局所測定法として正しいものの組み合わせはどれか。1つ選べ。

a. 水中体重秤量法
b. キャリパー法
c. 超音波法
d. 二重エネルギーX線吸収法（DEXA法）

ア a・b　　**イ** b・c　　**ウ** c・d　　**エ** a・d

解答・解説

33：c
　記述はDEXA法ではなくBI法のもの。

34：イ
　aとdは全身測定法。

35 皮下脂肪分布に関する記述で正しいものはどれか。1つ選べ。

a. 日本人の皮下脂肪厚は欧米人に比べて大腿部に多く、体幹部に少ない。

b. 皮下脂肪の割合が大腿、下腿、上腕については男性の方が女性より大きい。

c. 30歳以後の皮下脂肪厚の加齢変化は、男性では、腹部や大腿部において大きな増加がみられる。

d. 30歳以後の皮下脂肪厚の加齢変化は、女性では、腹部において大きな増加がみられる。

36 身体組成に関する記述で正しいものの組み合わせはどれか。1つ選べ。

a. 水中体重秤量法は子どもから高齢者まで有効な測定法である。

b. ウエストヒップ比の値が、男性で1.0以上、女性で0.9以上の場合、上半身肥満と判定する。

c. 日本人の皮下脂肪厚は欧米人に比べて体幹部に多く、大腿部に少ない。

d. 体脂肪率が20%程度の男女での比較で、女性は大腿や下腿、上腕などの皮下脂肪の割合が男性より小さい。

ア a・b 　**イ** b・c 　**ウ** c・d 　**エ** a・d

解答・解説

35：d
- a．日本人の皮下脂肪は欧米人に比べて体幹部に多く、大腿部に少ない。
- b．皮下脂肪の割合が大腿、下腿、上腕については女性の方が男性より高い。
- c．大きな増加がみられる→大きな増加はみられない。

36：イ
- a．水中体重秤量法は子どもや高齢者には不向きである。
- d．女性は大腿や下腿、上腕などの皮下脂肪の割合が男性より大きい。

37 BMI による肥満の判定基準に関する記述で正しいものはどれか。1つ選べ。

a. BMI 値 18.5 以上 25.0 未満は、日本肥満学会基準において普通体重である。

b. BMI 値 18.5 以上 25.0 未満は、日本肥満学会基準において肥満（1 度）である。

c. BMI 値 18.5 以上 30.0 未満は、日本肥満学会基準において普通体重である。

d. BMI 値 35.0 以上 40.0 未満は、日本肥満学会基準において肥満（1 度）である。

38 皮下脂肪分布の男女差に関する記述で正しいものの組み合わせはどれか。1つ選べ。

a. 身体組成には性差、年齢差はあるが人種差はない。

b. 30 歳以後の皮下脂肪厚の加齢変化は、男性では、腹部や大腿部において大きな増加はみられない。

c. 日本人の皮下脂肪厚は欧米人に比べて体幹部に多く、大腿部に少ないという特徴がある。

d. 日本人の皮下脂肪厚は欧米人に比べて大腿部に多く、体幹部に少ないという特徴がある。

ア a・b　**イ** b・c　**ウ** c・d　**エ** a・d

解答・解説

37：a

38：イ
　a．人種差はない→人種差もある

39 体力の測定と評価に関する記述で正しいものの組み合わせはどれか。1つ選べ。

a．行動体力とは、走・投・跳に代表される身体的行動能力である。
b．防衛体力とは、ストレスに対して身体を防衛したり、環境に適応したりする能力である。
c．行動体力の測定と評価は、防衛体力と比べ、困難である。
d．防衛体力の測定と評価は、行動体力と比べ、容易である。

ア a・c　　**イ** a・b　　**ウ** b・c　　**エ** b・d

40 体力測定値の統計処理において評価につながるもので誤っているものはどれか。1つ選べ。

a．同年代の人の平均体力と比べることで、自己の体力を評価できる。
b．毎年体力を測定することで、自己の体力変化を観察できる。
c．どの体力要素が優れている / 劣っているかを個人内で把握できる。
d．子どもの頃の体力が分かり、将来の体力が予測できる。

41 体力測定値の統計処理において「どの体力要素が優れている / 劣っているかを個人内で把握する」ためには、どのような分析・評価が必要か。正しいものはどれか。1つ選べ。

a．各項目のデータ（絶対値）と同年代の平均値（絶対値の差）
b．体力要素ごとの絶対的評価
c．本人のこれまでのデータとの比較（縦断的評価）
d．体力要素ごとの相対的評価（クモの巣グラフ）

42 体力年齢の算出に関する記述で正しいものはどれか。1つ選べ。

a. 複数の体力要素のデータを一括して表すには、体力年齢に換算するのが便利である。

b. 体力年齢は定期的な運動習慣と疾患を有している集団において、暦年齢と体力年齢が一致するように式が作成されている。

c. 体力年齢は定期的な運動習慣を有している集団において、暦年齢と体力年齢が一致するように式が作成されている。

d. 体力年齢は定期的な疾患を有している集団において、暦年齢と体力年齢が一致するように式が作成されている。

43 身体組成の測定に関する記述で誤っているものはどれか。1つ選べ。

a. 水中体重秤量法は、水中体重計等を使用する。

b. 二重エネルギーX線吸収法（DEXA法）は、軟部組織と骨組織の密度によって、X線の透過率が異なるという特性の違いを利用している。

c. 皮下脂肪厚法は、皮下脂肪厚の測定値から体密度を求め、次に体脂肪率を推定する。

d. 水中体重秤量法やDEXA法は、測定精度の限界はない。

解答・解説

39：イ
　c．困難である→容易である
　d．容易である→困難である

40：d
　d．分かり→分からない、予測できる→予測できない

41：d
　a．同年代の人の平均体力と比べることで、自己の体力を評価できる。
　c．自己の体力変化を観察できる。

42：a
　b．運動習慣と疾患を有している集団において→運動習慣と疾患を有していない集団において

43：d
　水中体重秤量法やDEXA法は、測定精度の限界はない→水中体重秤量法やDEXA法でも、測定精度の限界がある。

Memo

第9章
健康づくり運動の実際

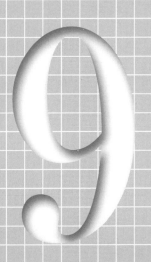

1 ウォームアップとクールダウンの定義に関する記述で誤っているものはどれか。1つ選べ。

a. 健康づくりのための運動やトレーニングあるいはスポーツ競技の前には、それらの主運動に対する身体的・心理的準備を整えるために比較的低い強度の全身運動や主運動に対応した運動やマッサージ等が行われ、これらの一連の手続きをウォームアップという。

b. 主運動の後は、座位や臥位で単に安静を保つのではなく、軽い運動等が行われ、これらの一連の手続きをクールダウンという。

c. ウォームアップはその実施方法によって分類することができる。一つは能動的方法で、マッサージ、入浴、赤外線照射、アイシングなどによる方法で筋温や体温の上昇を狙う物理的方法である。

d. クールダウンは整理運動ともいわれるが、対象者の年齢や運動に関する知識や習熟度に応じて言葉を使い分けるとよい。

2 ウォームアップとクールダウンの目的と意義に関する記述で誤っているものはどれか。1つ選べ。

a. 主運動の特性、傷害や事故の発生の特徴、運動実施者の特性を考慮し、十分に計画されたウォームアップは、運動による傷害（損傷）（外傷と慢性障害を含む）や循環器発作などの発生や発症を予防する効果がある。

b. ウォームアップは、段階的に運動強度や動きの複雑さを高めていくことで、主運動に対する心理的準備を図ることが期待できる。

c. 高強度運動により生じる乳酸や疲労物質の蓄積は、筋疲労の原因となる。低から中強度の動的運動は筋から血液への乳酸や疲労物質の拡散や代謝を低下させ、それらの除去速度を遅くする。

d. クールダウンの目的の一つとして、強い運動の後には筋ポンプ作用による静脈環流が確保されることで運動直後のめまいや失神の予防ができる。

3 ウォームアップの目的に関する記述で正しいものの組み合わせはどれか。1つ選べ。

a. 十分に計画されたウォームアップは、運動による傷害や循環器発作などの発生や発症を予防する効果がある。

b. さまざまな運動種目のパフォーマンスや持久力、筋力、柔軟性といった体力を一過性に向上させる効果がある。

c. ウォームアップは運動前なので軽い運動にとどめて、心身をリラックスさせることに重点をおく。

d. ウォームアップでは、他覚的症状がみられても本人が自覚症状を訴えてこなければ運動を継続してもよい。

ア a・b　　**イ** b・c　　**ウ** c・d　　**エ** a・d

解答・解説

1：c
　能動的方法は、筋活動を伴う身体活動を行うことでウォームアップの効果を狙うものである。マッサージ等は受動的方法である。

2：c
　低から中強度の動的運動は血液への乳酸や疲労物質の拡散や代謝を促進し、それらの除去速度を速める。

3：ア
　c．段階的に運動強度や動きの複雑さを高めていくことで、主運動に対する心理的準備を図ることが期待できる。
　d．ウォームアップでの実施者の動きや様子、顔色を観察することは、指導者が実施者の健康状態やコンディションを知るよい機会である。自覚的、他覚的症状がある場合には運動中止などの措置を講じるべきである。

4 ウォームアップとクールグダウンの効果の生理学的背景に関する記述で誤っているものはどれか。１つ選べ。

a. ウォームアップの際、筋収縮によって代謝が亢進する際に多くの熱が発生する。これにより筋温が上昇し、代謝の効率が高まる。

b. 神経が情報を伝達する速度は、体温の上昇に依存して速くなる。その結果、ウォームアップによって反応時間の短縮が期待できる。また、交感神経活動が亢進することで、体温や呼吸循環器系の反応が高まり、主運動実施の準備を整えることができる。

c. 低から中強度の動的運動からなるクールダウンは、主運動で増加した活動筋の血流を筋ポンプ作用により心臓に還流させ、活動筋に蓄積された乳酸を血液に拡散・除去することに貢献する。

d. 運動後は、筋によるエネルギー代謝と換気量が不均衡となり、過換気すなわち酸素が過剰に排出される。運動後も低・中強度の動的運動を行うことで、代謝と換気のバランスが保持され、過換気すなわち酸素の過剰排泄を抑制することができる。

5 ウォームアップとクールダウンの効果の生理学的背景に関する記述で正しいものの組み合わせはどれか。１つ選べ。

a. ウォームアップでは筋温が上昇し、発揮する筋力の低下、筋の粘性の増加などが引き起こされる。

b. 神経が情報を伝達する速度は、体温の上昇に依存して遅くなるため、ウォームアップによって反応時間が延伸する。

c. クールダウンは主運動で増加した活動筋の血流を筋ポンプ作用により心臓に還流させ、活動筋に蓄積された乳酸を血液に拡散・除去することに貢献する。

d. 運動を急に中止すると、心臓では心拍数や一回拍出量が急速に減少し血管拡張因子などの働きにより末梢の血管の拡張は維持され、血圧の著しい低下を誘発する。

ア a・b　　**イ** b・c　　**ウ** c・d　　**エ** a・d

6 ウォームアップとクールダウンの指導原則に関する記述で誤っているものはどれか。1つ選べ。

a. 主運動が有酸素性運動主体なのか無酸素性運動主体なのか、複雑な種目なのか単純なものか、目的が生活習慣病予防か体力増強か介護予防か、などさまざまな観点から主運動を考察したウォームアップが望ましい。

b. ウォームアップは、安全のため、低い強度から段階的に運動強度を上げていくのがよい。

c. クールダウンはウォームアップの逆のプロセス、すなわちからだを徐々に安静状態に戻すことを目的としている。そのため、ウォームアップと同じ種目を、逆の順番に行うことが望ましい。

d. クールダウンに割くべき時間の目安としては、全運動時間の5～10%が適当である。

解答・解説

4：d

運動後は、筋によるエネルギー代謝と換気量が不均衡となり、二酸化炭素が過剰に排泄され過換気となりやすい。運動後に低・中強度の動的運動を行うことで、代謝と換気のバランスが保持され、過換気を抑制することができる。

5：ウ

a. ウォームアップでは筋温が上昇し、発揮する筋力の増加、筋の粘性の低下などが引き起こされる。

b. 神経が伝達する速度は、体温の上昇によって速くなり、ウォームアップによって反応時間の短縮が期待できる。

6：c

クールダウンはウォームアップの逆のプロセス、すなわちからだを徐々に安静状態に戻すことを目的としているが、単にウォームアップと同じ種目を、逆の順番に行えばよいわけではなく、クールダウンに適した運動を選択すべきである。

7 ウォームアップとクールダウンの指導原則に関する記述で正しいものの組み合わせはどれか。1つ選べ。

a. ウォームアップは一つの運動にこだわらず、複数のタイプの運動を組み合わせる。

b. ウォームアップでは、動的な運動から静的な運動へ移行していく。

c. 主運動やクールダウンとの時間の配分について考慮し、ウォームアップは全運動時間の20%が適当である。

d. 主運動で最も使用される身体部位、すなわち負担のかかった部位は入念にクールダウンをする必要がある。

ア a・b　　**イ** b・c　　**ウ** c・d　　**エ** a・d

8 ウォームアップとクールダウンに関する記述で正しいものはどれか。1つ選べ。

a. マッサージ、入浴、赤外線照射もウォームアップに含まれる。

b. ウォームアップの際、ストレッチをするだけでもけがを予防できる。

c. ウォームアップ・クールダウンの際のストレッチングは8秒間ほど行う。

d. クールダウンは静的な運動から動的な運動に移行していく。

9 ストレッチングに関する記述で誤っているものはどれか。1つ選べ。

a. スタティック・ストレッチングは、健康づくりのための運動や、高齢者、転倒予防のための運動の一つとして勧められている。

b. ダイナミック・ストレッチングは、ウォームアップに組み込まれている。

c. 柔軟性は、関節可動域や筋・腱の伸張性によって評価される。

d. 動的に行うストレッチングで、反動をつけず、速度をコントロールしながら行うストレッチングをスタティック・ストレッチングという。

10 柔軟性に関する記述で正しいものの組み合わせはどれか。１つ選べ。

a．体力の一要素である。
b．関節可動域や筋・腱の伸張性によって評価される。
c．女性より男性のほうが優れている。
d．加齢により向上する。

ア a・b　　**イ** b・c　　**ウ** c・d　　**エ** a・d

11 ストレッチングの目的、効果と生理学に関する記述で誤っているものはどれか。１つ選べ。

a．適切な方法で実施されたストレッチングは、柔軟性を高める。ストレッチングは関節可動域を広げ、筋の伸張性を増加させる。

b．ストレッチングは、コンディショニング、障害予防、リハビリテーションの３つを主な目的としている。

c．身体活動としてのストレッチングの運動強度は、約２～2.5メッツである。

d．筋の中にある筋紡錘は、急激に筋の長さが伸張されると、安全のため、反射的にそれ以上伸ばされないように、筋を収縮させる。この反応を伸張反射と呼んでいる。

解答・解説

7：エ
　b．安全のために、低い強度から段階的に運動強度を上げていく。
　c．ウォームアップは全運動時間の５～15％が適当である。

8：a
　b．ストレッチングのみで主運動中の事故防止や疲労軽減、筋痛の防止は不可能であることが報告されている。
　c．15～30秒程度伸ばす。
　d．動的な運動から静的な運動へ移行していく。

9：d
　スタティック・ストレッチング→ダイナミック・ストレッチング

10：ア
　c．男性より女性のほうが優れている。
　d．加齢により低下する。

11：b
　ストレッチングは、柔軟性の向上、傷害の予防、疲労回復の３つを主な目的としている。

12 柔軟性エクササイズの原則に関する記述で正しいものはどれか。1つ選べ。

a. 頻度は、週に2～3回が最適である。

b. スタティック・ストレッチングの持続時間は、ほとんどの成人に対して10～30秒の保持が推奨される。

c. 強度は、痛みがあっても、目的部位が伸びていればよい。

d. 反復回数は、それぞれ1回が最適である。

13 ストレッチングの生理学的効果に関する記述で正しいものの組み合わせはどれか。1つ選べ。

a．筋肥大の効果がある。

b．リラクセーションの効果はない。

c．筋の伸張性効果はあるが関節の可動域は広がらない。

d．痛いと感じるほどストレッチングすると伸張反射が起こる。

ア a・b　　**イ** b・c　　**ウ** c・d　　**エ** a・d

14 ストレッチング実施上の注意点に関する記述で正しいものの組み合わせはどれか。1つ選べ。

a．体が冷えているとき、ストレッチングを行うことが勧められる。

b．ストレッチ効果が高まるので、伸張している筋肉に意識を集中する。

c．やや不快を感じる範囲で可能な関節可動域に到達するまで行う。

d．主運動で使う（使った）筋肉とは無関係に、全身の各部位のストレッチングを行う。

ア a・b　　**イ** b・c　　**ウ** c・d　　**エ** a・d

解答・解説

12：b

a．頻度は、週に2～3回が最適である。
→週に最低2～3回以上、毎日行うともっとも効果的。

c．強度は、硬いと感じるところまで、あ

るいは、わずかに不快と感じるところまで。

d．反復回数は、それぞれ1回が最適である。→それぞれ2～4回。

15

ストレッチング実施上の注意点に関する記述で正しいものの組み合わせはどれか。1つ選べ。

a．自分にあった安定した肢位、適切な姿勢を心がける。
b．ストレッチングは、レジスタンストレーニングと違い、呼吸を止めても血圧は上昇しない。
c．ストレッチングにより柔軟性を高め、同年代の平均より上回るように心がける。
d．頭を心臓の位置より低くしない。

ア a・b **イ** b・c **ウ** c・d **エ** a・d

16

歩行と走行の特性、ウォーキング・ジョギングの効果に関する記述で誤っているものはどれか。1つ選べ。

a．ウォーキング（歩行運動）は誰でも気軽に始めることができる有酸素性運動の代表である。
b．ウォーキング・ジョギングは、高血糖を改善する効果がある。
c．ウォーキング・ジョギングは、高血圧を改善する効果がある。
d．ウォーキングは両足が空中に浮いている局面がある。

解答・解説

13：エ
　b．リラクセーションの効果はない→効果がある。
　c．筋の伸張性効果があり、関節可動域を広げる。

14：イ
　a．体を温めてからストレッチングを行うようにする。
　d．主運動で使う（使った）筋肉を十分に伸張する。

15：エ
　b．ストレッチングは呼吸を止めると血圧が上昇するので、息を止めず、自然な心地よい呼吸を心がける。
　c．関節可動域は人によって差があるので、人と比べない。

16：d
　ウォーキングはどちらかの足が確実に地面についている。

17 ウォーキングの推奨される運動量に関する記述で誤っているものはどれか。1つ選べ。

a. ウォーキングの速度は、1kmを5〜10分である。

b. ウォーキングの速度は歩幅（ストライド）とピッチ（1分間の歩数）で決まる。

c. ウォーキングの目標歩数の目安は18〜64歳について1日8,000歩とされる。

d. 「健康づくりのための身体活動基準2013」では、18〜64歳について3メッツ以上の身体活動を毎日60分としている。

18 ウォーキング・ジョギングのフォームに関する記述で正しいものの組み合わせはどれか。1つ選べ。

a. ウォーキングは、小さめに腕を振る。

b. ジョギングは、肘を少し曲げて大きめにテンポよく振る。

c. ウォーキングは、かかとから着地し、つま先で地面を蹴りだす。

d. ジョギングは、一般には足裏全体（中央付近）での着地を意識する。

ア a・b　　**イ** b・c　　**ウ** c・d　　**エ** a・d

19 ジョギングの特性、走法の種類に関する記述で正しいものの組み合わせはどれか。1つ選べ。

a. ウォーキングは、体重の約1.5倍の負担が膝や足首にかかる。

b. ストライド走法は、歩幅が小さく足の運びが速い走り方である。

c. ピッチ走法は、歩幅が大きく足の運びも大きい走り方で、足への衝撃も大きく膝や足首等の傷害につながる可能性がある。

d. ジョギングは、体重の約3倍の負担が膝や足首にかかる。

ア a・b　　**イ** b・c　　**ウ** c・d　　**エ** a・d

解答・解説

17：a 　　1kmを5〜10分→8〜15分	**18：ウ** 　　a.ウォーキングは、肘を少し曲げて大きめにテンポよく振る。 　　b.ジョギングは、小さめに腕を振る。

20 ウォーキング実践の注意事項に関する記述で誤っているものはどれか。1つ選べ。

a. ウォーキングの運動強度は比較的低く安全であるが、普段から運動経験のない人や生活習慣病のある人が実践する場合は、メディカルチェックを受けることが望ましい。

b. ウォーキングの時間が長くなる場合は、運動途中で水分の補給をする必要があるが、スポーツドリンクではなく普通の水かお茶がよい。

c. ウォーキングシューズは、ヒール（かかと）ガードがしっかりしていて足首がぐらつかず、靴底のスポンジが厚めで柔らかく衝撃を吸収するタイプのものがよい。

d. ウォーキング実践の動機づけ、目標歩数の設定や評価に歩数計の装着は有効である。

21 ウォーキングの運動の強さの調整法、速度、実践の注意事項に関する記述で正しいものの組み合わせはどれか。1つ選べ。

a. ウォーキングの速度は歩幅（ストライド）とピッチ（1分間の歩数）で決まる。

b. ウォーキングの運動の強さの調整法は、歩行速度を速める方法だけである。

c. ウォーキング中の水分補給は、側腹部痛を起こすため、なるべく行わないほうがよい。

d. 水分補給は、ウォーキング中だけではなく、ウォーキング前も行う。

ア a・b　**イ** b・c　**ウ** c・d　**エ** a・d

解答・解説

19：エ
　b．記述は、ピッチ走法のもの。
　c．記述は、ストライド走法のもの。

20：b
　　夏季の長時間のウォーキングや高温・多湿の時期で発汗量がかなり多い場合は、スポーツドリンクなどがよい。

21：エ
　b．歩行速度を速める方法以外にも、軽い重りを持って歩く、アップダウンコースを歩くなどがある。
　c．時間の短い軽いウォーキングでも水やお茶を摂取する。

22 ウォーキングのウォームアップ・クールダウン、目標心拍数による運動の強さの調整法に関する記述で誤っているものはどれか。１つ選べ。

a. ウォームアップを入念に行う時間がない場合は、歩き始めをゆっくりとしたウォーキングにする。

b. 目標心拍数＝（予測心拍数－安静時心拍数）×運動強度（％）＋安静時心拍数である。

c. 目標心拍数を考えるときは、薬の服用について考慮しなくてよい。

d. 心拍数の測定は、手首の内側または頸動脈に指を軽く当てて10秒間数え、6倍する。

23 ウォーキングとジョギングに関する記述で正しいものの組み合わせはどれか。１つ選べ。

a．ウォーキングは軽い運動なので、実施前にメディカルチェックを受ける必要はない。

b．ウォーキングは軽い運動であるが、きちんとウォームアップ・クールダウンを行う。

c．ジョギングを行う際、水分補給は十分に行う。

d．ジョギングの効果は、ウォーキングと同程度である。

ア a・b　**イ** b・c　**ウ** c・d　**エ** a・d

24 20歳、安静時心拍70回/分の人が運動強度60％で運動する場合として適切なものの組み合わせはどれか。１つ選べ。

a．予測心拍数は220回/分である。

b．予測心拍数は200回/分である。

c．目標心拍数は148回/分である。

d．目標心拍数は120回/分である。

ア a・c　**イ** b・c　**ウ** a・d　**エ** b・d

25 エアロビックダンスの基礎理論に関する記述で誤っているものはどれか。1つ選べ。

a. エアロビックダンスは、米国のケネス・クーパーによって提唱された「エアロビクス理論」をダンス運動に適用してつくられた比較的歴史の浅い運動種目である。

b. エアロビックダンスの目的はあくまでも生活習慣病の予防や身体組成の改善、呼吸循環機能をはじめとする身体諸機能の維持向上である。したがって、無理をしたり、他人と比較したりする必要はない。

c. エアロビックダンスの大きな特徴の一つが、音楽に合わせて運動が行われるということである。音楽のテンポしだいで動作の反復回数や関節の可動範囲が変わるので、運動強度を変え得る要因にもなる。エアロビックダンスにおいて音楽の果たす役割は大きい。

d. エアロビックダンスは動作が複雑で変化に富んでいるので、ランニングや自転車漕ぎのように簡単かつ確実な方法で速度や負荷を変えて運動強度を調節することがしやすい。

解答・解説

22：c
　高血圧の薬でβ遮断薬を服用している人は、心拍数が抑制される場合もあるため、心拍数での調整ではなくRPEで調整する。

23：イ
a．普段から運動経験のない人や生活習慣病のある人が実践する場合は、メディカルチェックを受けることが望ましい。
d．ジョギングの効果は、ウォーキングと同じであるが、効果が顕著に得られやすい。

24：イ
b．予測最高心拍数は200回／分。[予測最高心拍数＝220－年齢]
c．目標心拍数は148回／分。[目標心拍数＝（予測最高心拍数－安静時心拍数）×運動強度（%）＋安静時心拍数]

25：d
　運動強度を調節することがしやすい→運動強度を調節することがしにくい
　運動強度をある程度推定することはできるが、かなりの誤差を含むことを心得ておく必要がある。

26 エアロビックダンスの基礎理論に関する記述で誤っているものはどれか。1つ選べ。

a. エアロビックダンスを実施することで期待できる効果のひとつに、拮抗筋間の力や柔軟性のアンバランスを調整して姿勢の矯正や腰痛の予防・改善につながるといった身体的な効果がある。

b. ローインパクトでもハイインパクトと同等の強度のステップもあり、さらにテンポが速くなるとローインパクトでも運動強度が高くなる傾向があるので、指導者は実施者の体力レベルに応じてステップの種類と音楽のテンポを選択するよう、心がける必要がある。

c. エアロビックダンスによる傷害が最も多く発生していた部位は下腿であり、次いで足部や膝関節など膝から下に集中し、その原因は使い過ぎ（オーバーユース）症候群であった。

d. エアロビックダンスのなかでよく用いられている基本的なステップ16種類を2種類のテンポで行ったときの酸素摂取量を測定した結果から、ハイインパクト系実施時の酸素摂取量は平均15㎖/kg/分程度（およそ4メッツ）、ローインパクト系実施時は10㎖/kg/分をやや上回る程度（およそ3メッツ）である。

解答・解説

26：d
　　ハイインパクト系実施時の酸素摂取量は平均30㎖/kg/分程度（およそ8.5メッツ）、ローインパクト系実施時は20㎖/kg/分をやや上回る程度（およそ6メッツ）である。

27：b
　　ハイインパクト→ローインパクト

28：c
　　記述は、レイヤリングはではなく、リバースピラミッドのもの。

27 エアロビックダンスの指導理論に関する記述で誤っているものはどれか。1つ選べ。

a. エアロビックダンスの指導者は、動きの見本を自ら行ってみせて教えなければならない。

b. マーチ、ウォーク、Vステップは着地衝撃の大きさによる分類では、ハイインパクトに分類される。

c. エアロビックダンスのプログラムは、安全性に関しても十分な配慮がなされたものでなくてはならない。

d. 集団指導型の運動であるエアロビックダンスは、指導者の存在なくしては成り立たない運動であり、参加者が安全で効果的に運動を実施できるかどうか、運動を継続する意欲をもてるかどうかは、実施者の習熟度によらず、ひとえに指導者の技量にかかっているといえる。

28 エアロビックダンスの指導理論に関する記述で誤っているものはどれか。1つ選べ。

a. からだの一定部位を酷使することも局所の疲労や障害を発生させるおそれがあるので、同一動作の過度の反復、動作は異なるが同じ筋群を動員する運動の連続、プログラム全体を通じて使われる筋群の偏り、などは避けるべきである。

b. 運動指導後には、提供したプログラムの内容および指導の仕方が参加者にとって適切なものであったかを、指導者自身ではもちろん、参加者の反応や意見もあわせて評価することが大切である。

c. レイヤリングは、コンビネーションを構成する基本単位となる動作それぞれの反復回数を最初は多くして行い、動作が習得できたら徐々にその回数を減らして最終的なコンビネーションに完成させていく方法である。

d. キューイングとは、言葉や合図によって相手に指示を伝える手法である。

29
エアロビックダンスの指導理論に関する記述で正しいものはどれか。1つ選べ。

a. 動作のパターンが組み立てられていて繰り返すコンビネーション形式の場合、完成版の見本を示すだけで習得させる。

b. 疲れたら直ちに中止または休憩をとるようにする。

c. 指導者の動きが見本となるので、必ず対面指導でなければならない。

d. 言葉、身振り、手振りを使って、適切なタイミングで動きの指示を行う。

30
エアロビックダンス指導上の留意点に関する記述で正しいものはどれか。1つ選べ。

a. 参加者間の交流を促すため、体力水準は違ってもみんな同じクラスで行う。

b. ハイインパクトはカロリー消費量が多いため、できるだけ取り入れる。

c. 運動後の参加者の反応を見て、必要があればプログラムを見直すようにする。

d. 動きの学習や目的部位の脂肪燃焼を促すため、同じ動きを何度も行う。

解答・解説

29：d

a. 簡単な動きから徐々に段階を踏んで教えていく。

b. ただちに中止するなどといった急激な運動強度の変化を招かないよう配慮する。

c. 動きによっては、参加者から見やすい向きになったり位置を移動したりして指導する。

30：c

a. 参加者の能力にあったクラスへの参加を促す。

b. ハイリスク者はもちろん、運動不足気味の者や肥満者、生活習慣病予防のためにエアロビックダンスを行う場合は、基本的にローインパクト中心のプログラムが勧められる。

d. 反復回数が少ないと、動きをしっかりと習得することができないが、多すぎても、うんざりするだけでなく局所疲労を招くことになるので、参加者の様子を見ながら適当な回数を見極めることが大切。

31

エアロビックダンスの指導者の役割に関する記述で正しいものの組み合わせはどれか。1つ選べ。

a. 指導者の存在なくしては成り立たない運動であり、運動を継続する意欲を持てるかどうか指導者の技量にかかっている。

b. インストラクターが動きを選択し、組み合わせてオリジナルのプログラムを作成しなければならない。

c. インストラクターは動きを教えるにあたって、映像などでわかりやすく教えなければならない。

d. 参加者に運動効果が現れやすい内容構成と指導を優先するプログラムを工夫する必要がある。

ア a・b　　**イ** b・c　　**ウ** c・d　　**エ** a・d

32

エアロビックダンスでの基本の下肢運動のローインパクトのステップとして正しいものの組み合わせはどれか。1つ選べ。

a. ジョギング
b. ツイスト
c. レッグカール
d. グレープバイン

ア a・b　　**イ** b・c　　**ウ** c・d　　**エ** a・d

解答・解説

31：ア

c. インストラクターは動きを教えるにあたって、その動きの見本を自ら行ってみせなければならない。

d. 参加者に運動を継続したいという気持ちを抱かせるような楽しい内容構成と指導を工夫する必要がある。

32：ウ

a．b．ジョギング、ツイストはハイインパクトのステップ

33 水中運動のウォームアップとクールダウンに関する記述で正しいものの組み合わせはどれか。1つ選べ。

a. 入水後のウォームアップは、初めは水中ウォーキングを行い、続いて水中ストレッチングを行う。

b. 水中ストレッチングは、浮力の影響で抗重力筋が脱力し、関節の可動域が広がりやすくなる特徴がある。

c. 水中ストレッチングを行うとき、水圧の影響で立位が不安定になるので、安全に十分配慮する。

d. クールダウンでは、水中ウォーキングや水中ストレッチングは行わない。

ア a・b　**イ** b・c　**ウ** c・d　**エ** a・d

34 水中運動における運動直後の心拍数の測定に関する記述で正しいものの組み合わせはどれか。1つ選べ。

a. 陸上運動に比べ水中運動では寒冷刺激により体温の上昇が少ない。

b. 陸上運動に比べ水中運動では水の抵抗が加わるため、血流が変化する。

c. 水中では息止めをするため心拍数が増加する。

d. 運動強度に対する心拍数は陸上での運動に比べ、成人までは10拍/分程度少なくなる。

ア a・b　**イ** b・c　**ウ** c・d　**エ** a・d

解答・解説

33：ア

c. 水圧→浮力

d. クールダウンもウォームアップの時と同様に水中ウォーキングや水中ストレッチングを行う。

34：エ

b. 重力からの開放・水圧による静脈環流の促進などにより、血流が変化する。

c. 止息や顔面反射による潜水徐脈などの影響があり、心拍数は陸上運動に比べ、成人までは10拍/分程度少なくなる。

35 水泳・水中運動の特徴に関する記述で、正しいものはどれか。1つ選べ。

a. 水中では、物体（身体）が押し退けた水の重さに相当する力が上向きに作用する。この力を水圧という。

b. 陸上での運動と比較して大きな抵抗が身体に作用する。

c. 浮力の高低により、人体の代謝応答は変化する。

d. 人が水に入ると身体に抵抗が負荷される。

36 水泳に関する記述で誤っているものはどれか。1つ選べ。

a. 浮き身にはダルマ浮き、伏し浮き、背浮きなどがある。

b. ダルマ浮きは、大きく息を吸ってひざを抱えて背中を浮かす浮遊姿勢である。

c. ダルマ浮きの姿勢から、両手を前に伸ばし、さらにひざを伸ばすことで伏し浮きに体勢を変えることができる。

d. ストリームライン姿勢は、もっとも浮力の少ない姿勢である。

解答・解説

35：b
- a．水圧→浮力
- c．浮力→水温
- d．抵抗→水圧

36：d
　　浮力→身体抵抗

37 水中運動プログラムに関する記述で誤っているものはどれか。1つ選べ。

a. 水中ウォーキング中の運動強度を上げるには、両手を横に広げ前方に水を押しやりながら歩く方法などがある。

b. アクアビクス中の運動強度は、動作の大きさや音楽のテンポを上げて動作速度を上げることで調節することができる。

c. 水中レジスタンス運動での運動強度は、動作の速さ、大きさ、抵抗面の大きさを変化させ、それらを組み合わせることによって、調節することができる。

d. レペティション方式は、比較的高い強度の運動と低い運動とそれぞれ一定ペースで交互に反復する運動方式である。

38 アイソメトリックトレーニングに関する記述で誤っているものはどれか。1つ選べ。

a. アイソメトリックトレーニングは、外観上の動きを伴わずに筋力発揮を行うトレーニングである。

b. アイソメトリックトレーニングは、エネルギー消費が少なく、また伸張性収縮を伴わないため、筋疲労を生じにくい。

c. アイソメトリックトレーニングの長所のひとつは、低い筋力発揮レベル（40% MVC 以上）でも、筋力発揮時間を延ばすことで、筋肥大効果が十分期待できることである。

d. アイソメトリックトレーニングの長所のひとつは、偶発的な外力が作用せず、外傷の危険性が低いことである。

解答・解説

37：d
　レペティション方式→インターバル方式

38：c
　アイソメトリックトレーニングは、低い筋力発揮レベル（40% MVC 以上）でも、筋力発揮時間を延ばすことで、筋力強化が可能だが、代謝的刺激が乏しく筋肥大効果が十分ではない。

39：ア
　c．運動中に血圧が上昇する。
　d．筋力増強効果に、関節角度特異性がある。

39

アイソメトリックトレーニングに関する記述で正しいものの組み合わせはどれか。1つ選べ。

a. 設備、場所を選ばず、手軽にトレーニングを行える。
b. さまざまな関節角度でのトレーニングの実施が望ましい。
c. 運動中の血圧の変化が少ない。
d. 筋力増強効果に、速度特異性がある。

ア a・b　**イ** b・c　**ウ** c・d　**エ** a・d

40

アイソメトリックトレーニングの長所として正しいものはどれか。1つ選べ。

a. 筋力増強効果に、関節角度特異性がある。
b. 設備、場所を選ばず手軽に行える。
c. 運動中に血圧が上昇しにくい。
d. 筋肥大効果が十分得られる。

41

等尺性トレーニングのプログラミングに関する記述で誤っているものはどれか。1つ選べ。

a. 頻度は、同一筋群について2～3回／週が標準である。
b. 1回のトレーニングでのセット数は2～3セットが最適とされている。
c. 関節角度特異性がある。したがって、さまざまな関節角度でのトレーニングの実施が望ましい。
d. 強度は、最大筋力の40%以上が必要である。

解答・解説

40：b
　a．記述は短所。
　c．上昇しにくい→する。これも短所
　d．十分得られる→十分でない。これも短所。

41：a
　動的トレーニングに比べ、より高頻度で行うことが望ましく、最大の効果は毎日トレーニングを行った場合に得られる。

42 レジスタンストレーニング実施上の留意点に関する記述で誤っているものはどれか。1つ選べ。

a. 高血圧の人が、レジスタンストレーニングを実施するには注意が必要である。

b. レジスタンストレーニングでは運動中の血圧上昇が起きやすい。

c. トレーニング中の血圧上昇を抑える方法は、①息を止めない、②心臓の位置を高くする、③軽負荷の方法を採用するである。

d. レジスタンストレーニングの筋力増強効果は、行ったトレーニング動作の動きにおいてより高く現れる。これをトレーニングの部位特異性という。

43 動的レジスタンストレーニングに関する記述で誤っているものはどれか。1つ選べ。

a. スクワットジャンプなどプライオメトリックトレーニングは反動動作で筋の伸張－短縮サイクルを使って強いパワー発揮を行うトレーニングである。

b. 等張性トレーニングでは、チューブは引き始めから動作の進行とともに負荷抵抗が増すという特徴がある。

c. 等速性トレーニングは等速制御機能のついた専用のマシンを用いて行われる。

d. フリーウエイトトレーニングと比べ、マシンのデメリットのひとつは、体幹の固定を伴う筋力発揮の強化に結びつきにくいことである。

解答・解説

42：d
　　部位特異性→動作特異性

43：b
　　記述は、等張性トレーニングではなく、増張力性トレーニングのもの。

44

流体抵抗マシン・徒手抵抗・スロートレーニングに関する記述で誤っているものはどれか。1つ選べ。

a. 油圧式、空圧式などの流体抵抗マシンは短縮性動作にのみ抵抗を生じる(伸張性収縮局面がいない)。

b. ゆっくりとした動作で行うトレーニングはスロートレーニングと称される。

c. 徒手抵抗トレーニングとは、パートナーの徒手により抵抗を加える方法である。

d. 油圧や空圧マシンは、筋疲労を生じさせにくく、外傷や障害のリスクが低いため初心者や中高年の導入的トレーニングに向いており、筋肥大効果も大きい。

45

高齢者の体格の加齢変化の特徴に関する記述で正しいものの組み合わせはどれか。1つ選べ。

a. 高齢者の体格の加齢変化の特徴は、体格が小さくなっていくことである。

b. 高齢者の体格の加齢変化の特徴は、体重と身長が低下していくことである。

c. 高齢期になると体重が減少する主因は、脂肪の減少である。

d. 高齢期になると身長が減少する主因は、大腿骨の退行変性である。

ア a・b　　**イ** b・c　　**ウ** c・d　　**エ** a・d

解答・解説

44：d
　　筋肥大効果も大きい→効果は減じる

45：ア
　　c．脂肪の減少→筋肉量、骨量、体水分量の減少
　　d．大腿骨の退行変性→背筋の萎縮、椎骨と椎間板の退行変性

46 介護予防のための運動のねらいに関する記述で正しいものの組み合わせはどれか。1つ選べ。

a．後期高齢者や虚弱高齢者には、生活機能の維持・向上を目的とした運動支援を行うことが課題となる。

b．後期高齢者や虚弱高齢者には、一次予防を目的とした運動支援を行うことが課題となる。

c．介護予防における二次予防とは、生活機能低下の早期把握と早期対処である。

d．介護予防における三次予防とは、要介護状態の改善と重度化の予防である。

ア a・b　　**イ** b・c　　**ウ** c・d　　**エ** a・d

47 高齢者の姿勢の加齢変化の特徴に関する記述で正しいものの組み合わせはどれか。1つ選べ。

a．高齢者に多くみられる姿勢の特徴として、円背（猫背）がある。

b．直立姿勢を保持するために働く筋群（僧帽筋、板状筋、脊柱起立筋、腸腰筋、ハムストリング、ヒラメ筋）を主要姿勢筋群という。

c．円背を予防するには、とくに体幹・下肢の筋・神経系を促通させ機能を維持・向上させることが重要となる。

d．加齢による姿勢変化は、歩行姿勢の変化とは関連はない。

ア a・b　　**イ** b・c　　**ウ** c・d　　**エ** a・d

解答・解説

46：ウ
　a．後期高齢者や虚弱高齢者には、要介護化のリスクを可能な限り早期に把握し、適切な運動支援によって要介護化の予防につなげることが重要となる。
　b．一次予防→二次予防

47：ア
　c．円背を予防するには、主要姿勢筋群の筋力を保持することが重要となる。
　d．加齢による姿勢変化は、歩行姿勢の変化にもつながる。

48 要介護状態になる原因として最も多いものはどれか。1つ選べ。

a. 骨折・転倒
b. 高齢による衰弱
c. 認知症
d. 脳血管疾患

49 高齢者の姿勢の加齢変化の特徴に関する記述で誤っているものはどれか。
1つ選べ。

a. 高齢者の歩行の特徴は、歩隔が広く歩幅がせまい、やや前傾姿勢（円背）、腕の振りが小さい、方向転換や歩き始めがスムーズでない、歩行速度が遅いなどである。
b. 高齢者の歩行速度の低下は、歩幅（ストライド）の短縮と歩調（ピッチ）の減少によるものである。
c. 高齢者のつまずきの原因は、腸腰筋が衰えて脚を高く上げられないことや前脛骨筋が衰えて足先高が低下すること（すり足）である。
d. 高齢者の歩行姿勢の加齢変化を予防するには、とくに主要姿勢筋群の筋力を保持することが重要となる。

解答・解説

48：d
　　最も多いのは、脳血管疾患

49：d
　　高齢者の歩行姿勢の加齢変化を予防するには、とくに下肢の筋・神経系を促通させ機能を維持・向上させることが重要となる。

50 高齢者における転倒の予防に関する記述で誤っているものはどれか。1つ選べ。

a. 転倒の危険要因は、内的（身体的）因子と外的（環境的）因子に大別される。

b. 転倒の内的因子には、身体的疾患、薬物、加齢変化があり、このうち薬物は直接的に、身体的疾患と加齢変化は歩行能力が低下し、転倒につながる。

c. 転倒は、多くの場合下肢の筋力低下が原因である。

d. 将来的な転倒発生を予防するためには、参加者が保有する転倒危険要因の数を可能な限り減少させることが目標となる。

51 運動指導において配慮すべき点に関する記述で誤っているものはどれか。1つ選べ。

a. 指導者は、運動会場、用具・器具の安全性、運動効果の確認などを行う。

b. 指導者は、毎日の体調チェック、ウォームアップとクールダウン、水分補給、運動後の身体ケアなどを行ってもらう。

c. 指導者は、はじめて運動に参加する人や、教室中の雰囲気づくりに気を配り、また運動強度を設定し、参加者の表情や動きの様子に気を配っておく。

d. 指導者は、参加者が教室に来た時から帰る時まで気を配る。

解答・解説

50：c
　60％以上の転倒は、複数の危険要因が相互に影響し合うことによって生じている。

51：d
　指導者は、毎日の体調をチェックの促進、教室の行き帰りの交通事故防止の声かけ、会場・用具・器具の事前準備、帰宅後の活動や身体ケアの促進など、教室中以外にも多くの気を配る。

52

高齢者における運動指導の実際に関する記述で誤っているものはどれか。1つ選べ。

a. 立位運動と椅座位運動のいずれにおいても、よい姿勢を保持しながら運動を行うことで、主要姿勢筋群の刺激にもつながる。

b. 高齢者におけるウォーキングの強度の調整では、腕の動作や重りをもつなどは血圧を上げやすいためさける。

c. 柔軟性は、筋力やバランス能力よりも加齢に伴う低下化率が小さい。

d. 後期高齢者や虚弱高齢の日常生活動作能力の維持・向上には、前期高齢者同様、体力を高める運動がよい。

53

健康産業施設等現場研修に関する記述で誤っているものはどれか。1つ選べ。

a. フィットネス業務では「専門性」と「ホスピタリティー」が要求される。

b. 身だしなみは印象を決める重要なポイントである。ピアス・アクセサリー・指輪などの装飾品は、お客様のからだを傷つけるリスクがあり、避けるべきである。

c. 利用者の個人情報は救急事態の場合に備え、即座に対応できるように誰にでも取り出しやすい場所に保管する。

d. 救急対応の把握をする。できれば事前に EC（救急法）と AED（自動体外式除細動器）、CPR（心肺蘇生法）の資格取得が望ましい。

解答・解説

52：d
　後期高齢者や虚弱高齢の日常生活動作能力の維持・向上には、前期高齢者同様、体力を高める運動に加えて、動作そのものの質を高めるボディワークを組み合わせることがより有用である。

53：c
　誰にでもわかりやすい場所に保管する→鍵のかかる場所に保管する。コンピューター上の情報はスタッフ以外が読めないように管理し、スタッフは守秘義務を徹底しなければならない。

54 健康産業施設等現場研修に取り組む際の態度に注意すべき点として誤っているものはどれか。1つ選べ。

a. 活動前後には、うがいを励行し、健康な状態で実習できるよう自分の体調管理をきちんと行う。

b. 止むを得ず実習を休む場合は、対応したスタッフにその旨を早急に伝える。

c. 診断・治療に意見をはさむ、治療・診断行為を行うことは違法行為であり、決して行わない。

d. 実習中に具合が悪くなった場合は、スーパーバイザーに連絡する。

55 健康産業施設等現場研修に関する記述で誤っているものはどれか。1つ選べ。

a. フィットネスの現場では、専門性をもって運動指導をするため、接遇は必要ない。

b. 知識・技術だけでなく、誠心誠意に傾聴し、信頼を得られる人として磨きをかける必要がある。

c. クレームは自分に対するものでなくても、自分に対するものとして、きちんと承る。

d. 聞き取りやすいソフトな話し方、専門用語を避ける、対象者に適した説明の仕方を工夫する。

解答・解説

54：b
　　対応したスタッフにその旨を伝える→担当のスーパーバイザーに連絡する。担当者以外に伝言を頼むようなことはしない

55：a
　　フィットネスの現場では、専門性をもって運動指導をするが、「専門的サービスを提供させていただく」「一緒に運動させていただく」という姿勢が必要である。

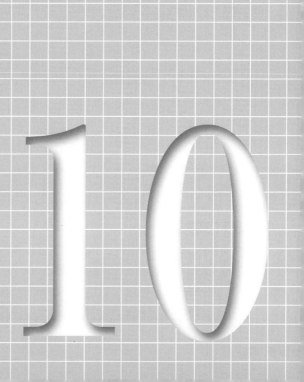

第10章
救急処置

1 救急蘇生法に関する記述で誤っているものはどれか。1つ選べ。

a. 救急蘇生法とは容態が急に変化した人の命を守り苦痛を和らげ、それ以上の病気やけがの悪化を防ぐための必要な知識と手当をいう。

b. 応急手当（ファーストエイド）とは、心停止以外の意識のある傷病者に対して、一般的な傷病の悪化を回避することを目的に、市民により行われる最小限の諸手当をいい、止血法、頸椎固定、けがややけどの手当、骨折や捻挫の手当、傷病者の体位や移動などが含まれる。

c. 救命の連鎖の第一番目は「心停止の予防」である。

d. 市民が行う救急蘇生法は、刑法37条おいて法的に正当な行為として認められており、法的責任を問われるのは民法698条においてである。

2 一次救命処置に関する記述で誤っているものはどれか。1つ選べ。

a. 周囲が安全な場所であることを確認すること。

b. 傷病者の反応を確認すること。

c. 大声で叫び応援を呼ぶこと。

d. あえぎ呼吸をしていればだいじょうぶである。

解答・解説

1：d
　民法698条においても実施した内容について傷病者から責任を問われることはないと示されている。

2：d
　心原性の心停止では、完全に呼吸が停止することは少なく、あえぎ様の呼吸を呈する場合が多い。

3　救急蘇生法に関する記述で正しいものの組み合わせはどれか。１つ選べ。

a．傷病者の呼吸の観察は、胸と腹部の動きを傷病者の横から６秒程度で観察する（10秒を超えないように注意）。

b．胸骨圧迫と人工呼吸の比率は30：１とする。

c．「気道を確保し、顔を傷病者の口元に近づけて胸の動きをみて、頬で息を感じ、耳で息の音を聴く」方法は、救急救命士や医師などの熟練した救助者が行うものとなった。

d．胸骨圧迫回数の半数以上で圧迫の深さが５cm未満、テンポを遅くする。

ア a・b　**イ** b・c　**ウ** a・c　**エ** a・d

4　心肺蘇生に関する記述で正しいものの組み合わせはどれか。１つ選べ。

a．力強い胸骨圧迫を繰り返すには体力を要するため、疲労が起こる前に１〜２分を目安に胸骨圧迫を交代することがよい。

b．わが国の蘇生統計をみると、突然生じる心停止（心臓突然死）の約20％近くは心臓が原因とされる。

c．心室細動から除細動開始までの時間が１分遅れるごとに、救命できる可能性が１％低下するとされる。

d．AEDは心臓突然死の救命率向上のため誰でもが簡単に操作でき、早期除細動の実施を可能にした装置である。

ア a・b　**イ** b・c　**ウ** c・d　**エ** a・d

解答・解説

3：ウ
b．胸骨圧迫と人工呼吸の比率は30：2とする。
d．傷病者の胸が5cm以上沈み込むような強さで（約6cmは超えない）、「強く」、「速く：100〜120回／分の速さで」、「絶え間なく（中断を最小にす

る）実施する。もし人工呼吸を行わなければ2分間200回連続で」

4：エ
b．約20％近く→約57％近く
c．1％低下→7〜10％低下

5 一次救命処置に関する記述で誤っているものはどれか。1つ選べ。

a. 乳児の気道異物除去法において、反応がある場合には、基本的に成人における手順と同じで、腹部突き上げ法と背部叩打法を実施する。

b. 心室細動は心肺蘇生のみでは回復しにくく、除細動以外救命しえない不整脈である。

c. 子どもの一次救命処置は、救助者が1人だけの場合、約2分間の心肺蘇生が必要である。

d. 乳児の人工呼吸では、乳児の口と鼻を同時に自分の口に含んで呼気を吹き込む口対口鼻人工呼吸法とする。口と鼻を同時におおいきれなければ、通常の口対口人工呼吸法とする。

6 子どもの心肺蘇生に関する記述で正しいものの組み合わせはどれか。1つ選べ。

a. たとえ、正しい心肺蘇生が行えなくても、「何らか」してあげることが重要である。

b. 胸骨圧迫を行う際の腕は1本でも2本でもよく、胸の厚みの3分の1を目安とする。

c. AEDを使用するときは、小児用パッドがなければ使用できない。

d. 乳児の気道異物除去は、腹部突き上げ法を行う。

ア a・b **イ** b・c **ウ** c・d **エ** a・d

解答・解説

5：a
　乳児の気道異物除去法において、反応がある場合には、基本的に成人における手順と同じであるが、腹部突き上げ法は行わず、乳児には頭を下げて背部叩打と胸部突き上げを実施する。

6：ア
c. 乳児を含めた未就学児にAEDを用いることが可能である。成人用パッドしかなければ、緊急避難としてそれで代用することが許されている。

d. 乳児の気道異物除去は背部叩打と胸部突き上げを実施する。

7　AEDの使用手順として正しいものの組み合わせはどれか。1つ選べ。

a．電極パッドは右上前胸部と左下側胸部に直接貼りつける。
b．傷病者の衣服を取り除けない場合は、衣服の上から電極パッドを貼る。
c．救急隊が到着し救急隊の除細動器に変更するのに備え、電気ショック後、電極パッドははがしておく。
d．電極パッドの密着が不十分だとやけどの原因になる。

ア a・b　　**イ** b・c　　**ウ** c・d　　**エ** a・d

8　応急手当に関する記述で誤っているものはどれか。1つ選べ。

a．反応がない場合には側臥位の回復体位をとる。また、ショック状態や心肺蘇生が必要なときは、頭や首（頸椎）がねじれないように、両手でボールを支えるように頭を支えながら仰向け（仰臥位）にする。

b．高齢者や小児では、広範囲にわたるやけどに対し、冷却を持続すると過度の体温低下をまねく可能性があるため、10分以上の冷却は避ける。

c．溺水の場合、水中から引き上げたら、ただちに意識の確認と正常な呼吸があるかどうかを確認し、水を吐かせるために上腹部圧迫を行う。

d．溺れている人の救助は、原則、消防隊やライフセーバーなどの専門救助者に任せる。

解答・解説

7：エ
　b．はさみで衣服を切るなど、傷病者の胸から衣服を取り除く。電極パッドは直接、体に貼りつける。
　c．救急隊の除細動器に変更するまで、電極パッドははがさず、電極も貼ったままにしておく。

8：c
　呼吸があるかどうかを確認するが、水を吐かせるために上腹部圧迫は行わない。これは、上腹部圧迫により心肺蘇生の中断時間が長くなることや嘔吐・誤嚥の危険が高くなることによる。

9 外科的応急処置の基本要素に関する記述で誤っているものはどれか。１つ選べ。

a. 全身的には問題がない場合、局所の打撲や骨折、捻挫などに対する外傷処置としては、RICE の処置を行うことが勧められる。RICE とは、Rest（安静）、Icing（冷却）、Compression（圧迫）、Elevation（挙上）の４つの処置の頭文字を取ったものである。

b. RICE の処置に対しやってはならない受傷時の三禁則がある。これは酒、温浴、温湿布であり、腫脹を増大させるので 24 ～ 48 時間は絶対に控えるべきである。

c. 通常、氷での Icing は長時間行うと凍傷を起こすこともあるので、１回 60 分を限度として 24 ～ 48 時間、間欠的に行うのがよい。このとき Icing 部分の感覚が完全に麻痺したら一度常温に戻すように努める。これを怠ると凍傷を起こすことがあるので要注意である。

d. 挙上は、腫脹を防ぐ意味でも、また腫脹を早くひかせるためにも重要な手技である。下腿のけがでは、寝るときに下腿部に座布団や枕を入れ、心臓より高い位置に挙上を図ることが有用であり、手指や上肢のけがでは、手指を下げず、三角巾で吊って手指がむくまないようにしておくことがよい。

10 外科的応急処置の基本要素に関する記述で正しいものの組み合わせはどれか。１つ選べ。

a. 損傷部位の二次的腫脹や血管神経の二次的損傷を防ぐために REST が必要である。

b. 受傷部位の細胞の代謝活性を促進し、細胞の再生を促進するために最小限に Informed を行う。

c. Compression は患部の内出血や腫脹を抑え、圧迫部分の血液の流れを妨げるためにしっかりと圧迫する。

d. 腫脹を予防し、早くひかせるために Elevation が重要である。

ア a・b　　**イ** b・c　　**ウ** c・d　　**エ** a・d

11 外科的救急処置上の一般的注意事項に関する記述で誤っているものはどれか。1つ選べ。

a. 外傷の場合すぐに受傷部位の応急処置を行う。

b. 至急を要する処置をまず行うこと。

c. 速やかに救急車の手配をすること。

d. 冷静沈着であること。

12 外科的応急処置の基本要素に関する記述で誤っているものはどれか。1つ選べ。

a. RICE とは、打撲や骨折、捻挫などに対する外傷処置である。

b. RICE とは、安定化、冷却、圧迫、挙上の4つ処置である。

c. RICE は、いずれの処置も、基本的に、腫脹を防ぐためである。

d. RICE の処置に対してやってはならない酒、温浴、温湿布は、腫脹を増大させるからである。

解答・解説

9：c
　1回60分を限度として→1回20分を限度として

10：エ
　b．受傷部位の細胞の代謝活性を抑え、二次性の低酸素障害による細胞の壊死を最小限に抑えるために Icing を行う。
　c．Compression は患部の内出血や腫脹を抑えるために有用であるが、あまり圧迫すると、圧迫部分の血管の流れを妨げ、末梢の循環障害を起こすことになるので注意を要する。

11：a
　外傷の場合も、全身状態を見落とさないこと。

12：b
　安定化→安静

13 外科的応急処置の基本要素に関する記述で正しいものの組み合わせはどれか。1つ選べ。

a．Rest の方法は、ベッド上での全身の安静のほか、損傷部位へのテーピングなどにより固定する。

b．Icing の方法は、受傷直後は足関節の捻挫ならばバケツに氷水を入れ、足部をその中に 15 分つけておく、もしくは、氷水を入れたビニール袋を患部にあて、包帯で固定する。

c．Elevation の方法は、腫脹が予想される部位に固めのスポンジや 5mm 厚のパッドのようなものをうまく形を合わせるようにしてあて、その上からテーピングでの固定を行い、ビニール袋入りの氷を置き、さらにやや圧迫ぎみに弾性包帯で固定する。

d．Compression の方法は、下腿のけがでは、寝るときに下腿部に座布団や枕を入れ、心臓より高い位置に挙上する、手指や上肢のけがでは、手指を下げず、三角巾で吊る。

ア a・b　　**イ** b・c　　**ウ** c・d　　**エ** a・d

解答・解説

13：ア
　cの Elevation とdの Compression の記述が逆

14：c
　力が抜けた状態ですばやく牽引を加えれば→力が抜けた状態でゆっくりと牽引を加えれば

15：d
　スポーツ現場では脱臼の整復を試みるよりは、まずなるべく痛まない肢位で固定しながら近隣の医療機関に搬送することが重要である。

14

外傷の種類と外科的処置に関する記述で誤っているものはどれか。1つ選べ。

a. 捻挫の応急処置は、関節の異常動揺性の有無および程度、腫脹、疼痛の程度をみてから疼痛部中心に氷水や氷で約15分間冷却する。この後、患部を副子やテーピングで固定してから、さらに氷水入りのビニール袋やアイスバックなどで冷やすようにする。

b. 骨折に対しての応急処置としては、あまり痛まない範囲で変形を自然の位置に戻す（整復する）。副子や、エアー・シーネ、弾性包帯などで、可能な限り強固に固定する。

c. 脱臼の整復は、肩関節脱臼などをはじめとして、長軸方向への牽引が重要であり、力が抜けた状態ですばやく牽引を加えれば、ギクッという感じとともに整復されることが多い。脱臼整復後は、三角巾や副子などでの固定をはかる。

d. 創には、切創、挫創、割創、擦過創など種々のものがある。創の応急処置として土などの異物が混入しているときは、まず汚れた創部を水道水で十分に洗い、土砂や泥を流す必要がある。その後患部をイソジンなどの殺菌性のある消毒薬で消毒する。また、出血が続く場合は、清潔なガーゼなどで圧迫し、その上からテーピングをして圧迫止血をはかる。

15

外傷の種類と外科的処置に関する記述で誤っているものはどれか。1つ選べ。

a. 打撲の応急処置は、氷水入りのビニール袋やコールドパックでの局所冷却と、患肢挙上である。

b. 肉離れ・筋断裂の応急処置は、患部を氷水入りビニール袋で冷やし、さらにテーピングや弾性包帯で圧迫固定する。

c. アキレス腱の応急処置は、腱の断裂端が寄るようにテーピングや副子、ダンボールなどを使って足部を最大底屈状態で固定する。

d. スポーツ現場で脱臼した場合、可及的速やかに整復する。

16 外傷の種類と外科的処置に関する記述で誤っているものはどれか。1つ選べ。

a. 骨折は、損傷部の著しい疼痛、腫脹と異常可動性や変形などがみられる。

b. 重度の捻挫は、靱帯や関節包が完全に切れ、著しい腫脹、疼痛とともに関節の大きな異常動揺性がみられる。

c. 肉離れ・筋断裂は、圧痛や内出血などがみられる。

d. 亜脱臼は、患部に陥凹が生じ、通常の歩行はできるが走ることは不可能となる。

17 外傷の種類と外科的処置に関する記述で誤っているものはどれか。1つ選べ。

a. 捻挫は、その重症度により通常3段階に分けられる。

b. 軽度の捻挫は、関節をつくっている靱帯のごく一部の線維が切れた場合である（靱帯損傷Ⅰ）。

c. 中等度の捻挫は、関節をつくっている靱帯や関節包のかなりの部分が切れた場合である（靱帯損傷Ⅱ）。

d. 重度の捻挫は、関節をつくっている靱帯や関節包が完全に切れた場合である（脱臼）。

18 スポーツ外傷に関する記述で正しいものの組み合わせはどれか。1つ選べ。

a. スポーツ外傷を疾患別にみると、最も多いのは骨折である。

b. 捻挫の頻度としては、肘関節の捻挫が最も多い。

c. 捻挫で、骨折の合併の可能性もあるのでX線検査を受ける。

d. 腱断裂中、一番頻度の高いものはアキレス腱断裂である。

ア a・b 　**イ** b・c 　**ウ** c・d 　**エ** a・d

19 スポーツの現場における外傷の発生状況に関する記述で正しいものはどれか。1つ選べ。

a. 外傷部位別にみると、上肢では肘関節、下肢では足関節に多い。

b. 外傷疾患別では捻挫が最も発生率が高い。

c. スポーツ種目別に見ると柔道が最も発生の度合いが高い。

d. 肩関節の脱臼は、体操の倒立や柔道の関節技などでよくみかけられる。

20 頭・頸部外傷に対する応急処置に関する記述で誤っているものはどれか。1つ選べ。

a. 頭部外傷の応急処置は、搬送の必要がない場合も安静にさせ、打撲部位の冷却を行う。

b. 頸部外傷の応急処置は、無理に選手を起こすようなことをせず、現場に担架を入れ、4人がかりで頸部の安静をはかりながら担架に選手を移し、さらに頭頸部をベルトやタオルなどで固定する。

c. プールの飛び込み事故の時は、あわてず、何人かの補助員の助けを借りながら頸部の安静を保ちつつプール外へ運び出すようにする。

d. 二次性ショックの応急処置は、頭を低くし、足部を挙上した位置で、可及的安静をはかる。

解答・解説

16：d
亜脱臼→アキレス腱断裂

17：d
脱臼→靱帯損傷Ⅲ　脱臼は、靱帯や関節包が破れ、相対する骨の位置関係が完全に破綻した状態である。

18：ウ
a．スポーツ外傷で最も多いのは捻挫である。
b．足関節の捻挫が最も多い。

19：b
a．上肢では手指、下肢では足関節に多い。
c．スポーツ種目別にみると、アメリカン・フットボールが最も発生率が高い。
d．体操の倒立や柔道の関節技などでよくみかけられる→スキーやラグビーの転倒時に起こる。体操の倒立や柔道の関節技などでよくみかけられるのは、ひじの脱臼

20：d
二次性ショック→一次性ショック

Memo

....

....

....

....

....

....

....

....

....

....

....

....

....

....

....

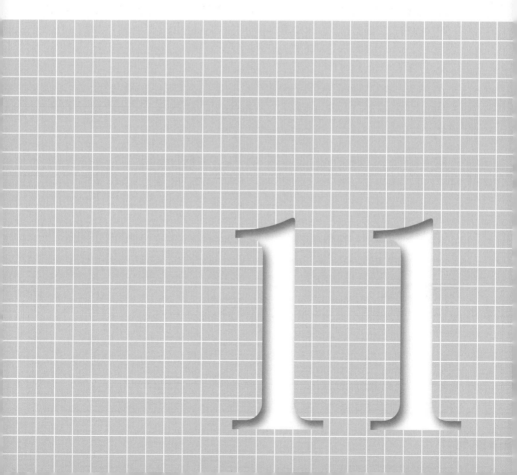

第 11 章
運動プログラムの実際

11

1 運動処方の目的・要件に関する記述で正しいものの組み合わせはどれか。1つ選べ。

a．運動処方の目的は、身体フィットネスの向上と慢性疾患の危険性を減少させることによって、健康な状態を保持・増進させることである。

b．運動処方は集団に対して画一的な方法が適当である。

c．運動処方は運動の種類、頻度の2要件の内容を定めることによって実践される。

d．個人個人の設定する運動プログラムの目標がすべてかなえられるような結果をもたらすことが、運動処方の究極の目的である。

ア a・b　**イ** b・c　**ウ** c・d　**エ** a・d

2 生理学的観点から定義される運動の強度を表す変量として正しいものの組み合わせはどれか。1つ選べ。

a．RPE
b．WR
c．HR
d．VO_2

ア a・b　**イ** b・c　**ウ** c・d　**エ** a・d

解答・解説

1：エ
b．運動処方は一人ひとりの目標とする状態に合わせて提供されるべきである。
c．運動処方は、運動の種類、運動強度、持続時間、頻度の4要件の内容を定めることによって実践される。

2：ウ
a．RPE：主観的運動強度（主観的強度）
b．WR：仕事率（物理的強度）
c．HR：心拍数（生理的強度）
d．VO_2：酸素摂取量（生理的強度）

3 運動強度に関する記述で誤っているものはどれか。1つ選べ。

a. 物理的強度の表し方としてWとkg m/分があり、1W = 6.12kg m/分の関係がある。

b. 生理的強度の表し方として酸素摂取量があり、酸素消費1ℓあたり約5kcalのエネルギーが消費されたものと等しい。

c. 生理的強度の表し方としてメッツがあり、安静座位での酸素摂取量1.0mℓ/kg/分を基準とした倍数で表示する方法である。

d. 主観的強度のボルグスケールがあり、これは被験者に運動のきつさを数字で答えてもらう方法である。

4 有酸素性運動のプログラムに関する記述で正しいものの組み合わせはどれか。1つ選べ。

a. 運動で動員される骨格筋へ酸素を供給する能力を有酸素性作業能力と呼び、最大心拍数で評価される。

b. 有酸素性作業能力の向上は、大筋群を長時間動かすトレーニングをすることが望ましい。

c. 低体力者や運動習慣がない人は、週2回のトレーニングでも効果はみられるが、一般的には週3～5回のトレーニングが望ましい。

d. トレーニング持続時間は運動強度に依存しているため、高強度の運動を、短時間実施するのがよい。

ア a・b　　**イ** b・c　　**ウ** c・d　　**エ** a・d

解答・解説

3：c
　c. 1.0mℓ/kg/分 → 3.5mℓ/kg/分

4：イ
　a. 運動で動員される骨格筋へ酸素を供給する能力を有酸素性作業能力と呼び、最大酸素摂取量で評価される。
　d. トレーニング持続時間は運動強度に依存しているため、低強度の運動は、長時間行うようにすべきである。高強度の運動は持続しにくいので低から中強度の運動を長時間実施することが望ましい。

5 有酸素性運動のプログラムに関する記述で正しいものの組み合わせはどれか。1つ選べ。

a．大筋群を使用した、長時間にわたって継続する運動が望ましい。
b．有酸素性作業能力は乳酸の蓄積によって評価される。
c．一般的に毎日運動を行うことが勧められている。
d．運動強度の設定で心拍数を用いる際、一般的には年齢による推定式［220－年齢］を HRmax として用いることが多い。

ア a・b　**イ** b・c　**ウ** c・d　**エ** a・d

6 筋力増強運動のプログラムに関する記述で正しいものの組み合わせはどれか。1つ選べ。

a．フリーウエイトは安全性が高い。
b．1回だけ持ち上げることができる最大重量を1RM という。
c．筋持久力を目的にするときは12～20RM の負荷強度を設定する。
d．水中運動は水の抵抗によってさまざまなトレーニングが工夫でき、負荷量の設定も容易である。

ア a・b　**イ** b・c　**ウ** c・d　**エ** a・d

解答・解説

5：エ
　b．有酸素性作業能力は最大酸素摂取量によって評価される。
　c．一般的に週に3～5回の頻度で行うことが勧められている。

6：イ
　a．フリーウエイトは落下による事故の危険がある。安全性が高いのは、マシントレーニング。
　d．水中運動は水の抵抗によってさまざまなトレーニングが工夫できるが、負荷量の設定は困難である。

7

運動プログラム作成の基本に関する記述で正しいものの組み合わせはどれか。1つ選べ。

a. 健康づくりのための運動プログラムは、特定の対象者の体力・身体機能・生活行動の変化をもたらして健康の増進に資することを目的とした運動実践の手順を示すことである。

b. 運動プログラムを作成するうえで最も重要な視点は「誰に対してそのプログラムを提供するのか」である。

c. 運動プログラムはサービスとして運動指導を提供するものであり、短期的な効果を評価に取り入れていくことが大切である。

d. 運動プログラムを作成するうえで重要なことの一つは、最終的に、「そのプログラムに合った参加者を探す」という視点である。

ア a・b 　 **イ** b・c 　 **ウ** c・d 　 **エ** a・d

8

健康診断、スクリーニング検査における基準値および臨床判断値に関する記述で誤っているものはどれか。1つ選べ。

a. 健康診断は医学検査であり、健康状態の評価および特定疾患のスクリーニングなどを目的とした検査である。

b. 臨床判断値は診断閾値と治療閾値の2つに分けられる。

c. スクリーニング検査とは元来がん検診など限定された検査によって特定疾患を検出する目的でなされる検査である。

d. 臨床検査における集団の基準範囲から外れた測定値は異常とみなされるが、即「病気」というわけではない。

解答・解説

7：ア

c. 運動プログラムはただ単にサービスとしての運動指導だけではないので短期的に効果があったとしてもその一時的な結果だけですべてを評価すべきではない。

d. 「そのプログラムに合った参加者を探す」→「そのプログラムの参加者がど

のような姿になることを望んでいるのか」

8：b

臨床判断値は①診断閾値（カットオフ値）、②治療閾値、③予防医学的閾値の3つに大別される。

9 検体検査に関する記述で誤っているものはどれか。1つ選べ。

a. 尿中には、病態に応じて種々のたんぱく質が排泄されるが、もっとも排泄頻度の高いたんぱくはアルブミンである。

b. 血清 UA 濃度測定は痛風または腎機能検査といえる。男性の血清 UA 濃度基準値は、3.1 ～ 6.9mg /dℓであり、通常、7.0mg /dℓ以上の場合に高尿酸血症という。

c. ケトン体は、アセトン、アセト酢酸および β － ヒドロキシ酪酸の総称であり、脂質代謝の中間代謝産物である。

d. 血清クレアチニン濃度は腎糸球体濾過率と密接な関連があり、肝機能障害の指標として測定される。男性のクレアチニン濃度基準値は、0.4 ～ 0.8 mg /dℓである。

10 検体検査に関する記述で誤っているものはどれか。1つ選べ。

a. 血清総コレステロール（TC）の増加は動脈硬化を引き起こし、さらに冠状動脈硬化に起因する虚血性心疾患の重大な危険因子となっている。血中コレステロールの約 20％は肝臓で合成され、残り 80％は食事由来といわれる。

b. LDL–C は俗称 "悪玉コレステロール"、HDL–C は "善玉コレステロール" とも呼ばれる。TC（総コレステロール）濃度が高くとも、そのなかに含まれる HDL–C が多ければ好ましい。

c. FBS（空腹時血糖）の基準値は 60 ～ 110mg /dℓ未満とされ、126mg /dℓを超えた場合、糖尿病診断基準の一つが満たされたことになる。

d. 健常成人の鉄含有量は 3 ～ 4 g であり、60 ～ 70％がヘモグロビン鉄である。残り 20 ～ 30％が貯蔵鉄、そのほかにミオグロビンや組織に含まれる鉄および血清鉄などがある。

解答・解説

9：d
　肝機能障害→腎機能障害、0.4 ～ 0.8mg /dℓ→ 0.5 ～ 1.1mg /dℓ

10：a
　血中コレステロールの約 60％は肝臓で合成され、残り 40％は食事由来といわれる。

11 検体検査、生理的検査に関する記述で誤っているものはどれか。1つ選べ。

a. 心臓の収縮により血液が駆出される際の血圧が収縮期血圧（最大血圧）であり、大動脈弁、肺動脈弁が閉鎖したときの血圧が拡張期血圧（最小血圧）である。

b. 血清鉄濃度の基準値は、男性：60 ～ 165μg/ℓ、女性：40 ～ 145μg/ℓ である。

c. 血清 UA 濃度測定は肺機能検査の一つである。

d. 生理的検査には、血圧検査、眼底検査、肺機能検査（スパイロメトリ）がある。

12 臨床判断値に関する記述で正しいものの組み合わせはどれか。1つ選べ。

a. 特定健康診査などにおける検査に対して設定される健診基準値は、予防医学的閾値であり、臨床検査側で設定する基準範囲と同じ概念である。

b. 予防医学的閾値は、特定の疾患や病態があると判定する検査の限界値で、その疾患に特異性が高い検査によって設定される。

c. 予防医学的閾値の代表は、血圧、血糖、LDL コレステロール、ALT、γ–GT（γ–GTP）などの判定値、などである。

d. 治療閾値は臨床医学の経験則や症例の集積によって定まる。

ア a・b　**イ** b・c　**ウ** c・d　**エ** a・d

解答・解説

11：c
　尿酸（UA）は核酸の構成素の一つであるプリン体の最終代謝産物であり、腎臓を経由して尿中に排泄されるべき物質である。血清 UA 濃度測定は痛風または腎機能検査といえる。

12：ウ
　a．異なる概念である。
　b．b は診断閾値の説明。

229

13 採尿法に関する記述で正しいものの組み合わせはどれか。1つ選べ。

a. スクリーニングにはカテーテル尿を用いる。
b. 早朝第一尿は、濃縮されアルカリ性に傾いている。
c. 24時間蓄尿は、電解質、たんぱくおよびホルモンなどの1日排泄量を調べる場合に用いられる。
d. 随時尿は生活活動の影響や食事、服薬などの影響が含まれ、尿中には正常では排泄されない物質を観察する。

ア a・b　**イ** b・c　**ウ** c・d　**エ** a・d

14 尿検査値の評価に関する記述で正しいものの組み合わせはどれか。1つ選べ。

a. 血清クレアチニン濃度は腎糸球体濾過率と密接な関係があり、高齢になるほど筋量が減少するため、クレアチニン畜産量は増加する。
b. 糖尿病で尿ケトン体が持続的に陽性であれば、糖尿病性ケトアルカローシスが考えられる。
c. 1日の尿量が100mℓ/日以下の場合を無尿と呼び、400mℓ/日以下の場合を乏尿、2000mℓ/日以上を多尿と呼ぶ。
d. 微量アルブミン尿の検出には、放射免疫測定法、酵素免疫法、ラテックス凝集光学的測定法などが用いられる。

ア a・b　**イ** b・c　**ウ** c・d　**エ** a・d

解答・解説

13：ウ
a. スクリーニング検査では自然排尿による全部尿または中間尿が用いられる。
b. 早朝第一尿は、早朝覚醒後最初に採った検体で、濃縮し、酸性に傾いており、化学成分や沈渣成分の保存状態がよい。日常生活活動の影響も比較的少なく、起立性たんぱく尿なども除外される。

14：ウ
a. 血清クレアチニン濃度は高齢になるほど筋量が減少するため、クレアチニン産生量も減少する。
b. ケトアルカローシス→ケトアシドーシス

15 特定健診・特定保健指導に関する記述で誤っているものはどれか。1つ選べ。

a. 収縮期血圧 130mm Hg は保健指導判定値である。

b. 拡張期血圧 90mm Hg は受診勧奨判定値である。

c. LDL コレステロール 140mg /dℓは保健指導判定値である。

d. 空腹時血糖 100mg /dℓは保健指導判定値である。

16 安静時心電図に関する記述で正しいものの組み合わせはどれか。1つ選べ。

a. 心臓の興奮は、洞結節を起始部とする刺激伝導系と呼ばれる特殊心筋を介して、心房筋→房室結節→ヒス束→右・左脚→プルキンエ線維を経て心筋全体に伝えられる。

b. P 波は心房の興奮を示し、T 波は心室筋の再分極過程を反映している。

c. 心電図の誘導方法は、双極誘導法と単極誘導法に大別される。単極誘導法の基準電極は右手、左手、右足の3本の導線を結合したもので、ウイルソンの結合電極と呼ばれる。

d. 検査室の温度は 20 ～ 25℃が望ましく、相対湿度は 30 ～ 40%が適当である。

ア a・b **イ** b・c **ウ** c・d **エ** a・d

解答・解説

15：c
　LDL コレステロール 140mg /dℓは受診勧奨判定値である。

16：ア
　c. 右手、左手、右足→右手、左手、左足。
　d. 相対湿度は 50 ～ 60%が適当とされる。

17 糖尿病が疑われる検査値を示しているものの組み合わせはどれか。１つ選べ。

a．空腹時血糖が 160mg /dℓ
b．空腹時血糖が 70mg /dℓ
c．HbA1c が 7％
d．HbA1c が 5％

ア a・c　**イ** a・d　**ウ** b・c　**エ** b・d

18 メディカルチェックの目的として正しいものの組み合わせはどれか。１つ選べ。

a．保有する疾患が治療またはコントロールされるまで、医学的に運動が禁忌である人を識別するため。
b．安全に実施できるために全員が運動負荷試験を受ける。
c．運動プログラム開始前、または現在のプログラムの頻度・強度を増加する前に、医学的検査・運動負荷試験を受けるべき人を検出するため。
d．競技力を向上させるため。

ア a・b　**イ** a・c　**ウ** c・d　**エ** a・d

解答・解説

17：ア

空腹時血糖の基準値は 60 〜 110mg /dℓ 未満。126mg /dℓ を超えた場合、糖尿病の診断基準の一つが満たされる。空腹時血糖（110mg）に相当するのが 6.0％（NGSP）である。

18：イ

b．臨床上重大な疾患または異常を有し、医学的監視下の運動プログラムに参加すべき人を識別するため。
d．競技力を向上させるためではなく、安全に運動するためにメディカルチェックを行う。

19 運動プログラム開始前のスクリーニングの手順に関する記述で誤っているものはどれか。1つ選べ。

a. 中〜高強度運動を継続し、徐々に高強度運動にしていいのは、定期的に運動をしており、心血管疾患、代謝性疾患、腎疾患はなく、かつこれらの疾患の兆候・症状がない場合である。

b. 定期的に運動をしていない人が、心血管疾患、代謝性疾患、腎疾患はあるが無症状の場合、医学的評価は推奨される。

c. 定期的に運動をしている人が、心血管疾患、代謝性疾患、腎疾患の症状・兆候がある場合、運動を中止する。

d. 定期的に運動をしていない人は、心血管疾患、代謝性疾患、腎疾患はなく、かつこれらの疾患の兆候・症状がなくても、中等度強度運動はしてはいけない。

20 メディカルチェックの進め方に関する記述で誤っているものはどれか。1つ選べ。

a. メディカルチェックの目的を達成するには、まず、年齢、心血管疾患危険因子の保有状況、心血管および呼吸器疾患の有無、あるいはその症状・徴候の有無を調べ、運動に伴うリスクを分類する必要がある。

b. 定期的に運動をしていない人は、心血管疾患、代謝性疾患、腎疾患はなく、かつこれらの疾患の兆候・症状がなくても、医学的検査は推奨される。

c. 危険因子の基準については、定期的な見直しが行われるので、常に最新の情報を得るために専門領域の学術雑誌などのチェックを怠らないようにする心がけが重要である。

d. 定期的に運動をしていても、心血管疾患、代謝性疾患、腎疾患の症状・兆候がある場合、医学的検査は推奨される。

解答・解説

19：d
　d．疾患の兆候・症状がなくても、中等度強度運動はしてはいけない。→疾患の兆候・症状はない場合、低〜中等度強度運動から行う。

20：b
　推奨される→必須ではない

21 メディカルチェックの進め方に関する記述で誤っているものはどれか。1つ選べ。

a. 運動中突然死の原因疾患の半数以上が心血管疾患である。

b. 中高年者においては、心血管疾患危険因子、虚血性心疾患による若年死の家族歴を中心とした問診は、運動のリスクを評価する手段として有効であるとされている。

c. 運動をより安全に実施するためには、日常的な自己管理を徹底し、体調になんらかの異常を感じたときには速やかにかかりつけ医などに相談することが重要である。

d. 運動をより安全に実施するためには、日常的な自己管理を徹底し、異常を感じない場合にも、特に心血管疾患危険因子を1個でも保有している人では、3年に1回程度の定期的なメディカルチェックを受けることが運動を安全に継続していくために必要である。

22 運動実施直前の体調の把握および特殊な環境条件における指導上の注意点に関する記述で誤っているものはどれか。1つ選べ。

a. 入念なメディカルチェックで異常が認められない場合でも、運動を実施する環境条件の把握は重要である。

b. 適切なメディカルチェックを受けていても、運動実施直前の体調によって予測できない異常が発生することがある。

c. 基礎病変のない人であっても、種々の環境の影響による生体調節機構の破綻が、重大な事故や突然死の発生につながる。

d. 運動実施当日もメディカルチェックを行うことが勧められている。

解答・解説

21：d
　　3年に1回程度→1年に1回程度

22：d
　　運動実施当日にメディカルチェックを行うことは、困難である。

23 服薬者の運動プログラム作成上の注意に関する記述で正しいものの組み合わせはどれか。1つ選べ。

a. β遮断薬を服用している場合、頻脈が起こりやすいため、心拍数を基準とした運動強度の設定には注意が必要である。
b. Ca拮抗薬、血管拡張薬は運動終了後に運動誘発性低血圧を起こすため、クールダウンは段階的に、長めに行う。
c. 利尿薬は、高温、多湿の環境下での運動時には脱水による熱中症に注意する。
d. インスリン服用の場合、出血傾向に注意する。

ア a・b　**イ** b・c　**ウ** c・d　**エ** a・d

24 糖尿病患者の薬物療法に関連した運動療法指導・実施上の注意点に関する記述で正しいものの組み合わせはどれか。1つ選べ。

a. 運動を行う際のインスリン注射は大腿部に行う。
b. インスリン治療例では、運動は低血糖防止のため食後1〜3時間に行わせる。
c. 運動中の低血糖発作に備えてチョコレート、アメなどを常備携帯する。
d. 水分を過剰摂取すると血糖コントロールが難しいので、口渇感を訴えてから水分を補給する。

ア a・b　**イ** b・c　**ウ** c・d　**エ** a・d

解答・解説

23：イ
　a．頻脈→徐脈
　d．インスリン服用→アスピリン服用

24：イ
　a．運動を行う際のインスリン注射部位は原則として腹壁（臍の下）とし、大腿部は避ける。
　d．口渇感を訴えなくてもあらかじめ水分を十分摂取しておくことは脱水と高血糖の予防になる。

25 服薬者における運動プログラム作成の基本、運動中の事故（とくに心事故）防止のための基本に関する記述で誤っているものはどれか。1つ選べ。

a. 内服薬はその種類、1日量、服薬回数、服薬アドヒアランス、副作用などの状態を調べ、運動に影響をおよぼす薬物を服用していないか否かを運動実施前に確認しておく。

b. 運動中の事故（とくに突然死）を防ぐためには、①リスクの層別化、②適切な運動処方、③自己管理、④一次救命処置（心肺蘇生）の4つの行為や行動が機能して、初めて効果を発揮する。

c. 経口血糖降下薬などでは服薬後の時間と運動との関連で高血糖などの緊急事態が起こることもあり、注意深い観察が必要となる。

d. 服薬者において運動プログラムを作成する上で考慮すべき項目として、①運動を希望する対象者の病態や重症度、合併症などによるリスクの層別化、②内服薬の情報による運動プログラム調整の必要性があげられる。

26 服薬者（高血圧、糖尿病）への運動プログラム作成上の注意に関する記述で誤っているものはどれか。1つ選べ。

a. 主要降圧薬として、① Ca 拮抗薬、② ACE 阻害薬、③ ARB、④少量利尿薬、⑤β遮断薬の5種類がある。

b. 降圧薬服用者への注意として、α遮断薬や Ca 拮抗薬、血管拡張薬は運動誘発性高血圧を起こすため、クールダウンは段階的に、長めに行うことが大切である。

c. インスリン治療例では、運動を行う際の注射部位は原則として腹壁とし、大腿部への注射は避ける。これは大腿部への注射では筋肉への血流量増加によるインスリン吸収促進による血糖降下作用を増強する可能性があるためである。運動は低血糖防止のため食後1〜3時間に行わせる。

d. 2型糖尿病および経口血糖降下薬治療中では、運動は原則として食後1時間頃が望ましいとされるが、実施可能な時間であればいつでもよい。

27

服薬者の運動プログラム作成上の注意に関する記述で誤っているものはどれか。1つ選べ。

a. 高血圧や虚血性心疾患の人は、β遮断薬やCa拮抗薬を服薬している場合があるので、運動プログラム作成上注意が必要である。

b. 糖尿病の人は、インスリン注射や経口血糖降下薬を服薬している場合があるので、運動プログラム作成上注意が必要である。

c. 脂質異常症の人は、抗血小板薬であるアスピリンを服薬している場合があるので、運動プログラム作成上注意が必要である。

d. 虚血性心疾患の人は、抗血小板薬やβ遮断薬、Ca拮抗薬を服薬している場合があるので、運動プログラム作成上注意が必要である。

28

運動プログラムとはに関する記述で誤っているものはどれか。1つ選べ。

a. PDCAサイクルのP：plan（計画）は、初期の運動プログラムである。

b. PDCAサイクルのD：do（実践）は、実際にある一定期間、その運動プログラムを実践することである。

c. PDCAサイクルのC：check（評価）は、実践した結果を評価することである。

d. PDCAサイクルのA：act（改善）は、評価に対する対策を講じることであり、これでPDCAサイクルが終了する。

解答・解説

25：c
　高血糖→低血糖

26：b
　α遮断薬やCa拮抗薬、血管拡張薬は、運動誘発性低血圧を起こす。

27：c
　脂質異常症治療薬は、運動に対しとくに問題となるような影響はないため、特別な配慮の必要性はない。
　抗血小板薬であるアスピリンを服薬している場合があるので、運動プログラム作成上注意が必要である。

28：d
　これでPDCAサイクルが終了する→それが次のPにつながる。

第11章　運動プログラムの実際

29

生活習慣病に対する運動療法包括的プログラム作成に関する記述で誤っているものはどれか。1つ選べ。

a. 運動様式（運動種目）は、有酸素性運動、レジスタンス運動、レクリエーション運動、ストレッチなどから、1種目選択する。

b. 運動様式（運動種目）は、運動療法の目的、生活習慣病の種類、実施場所などによって決める。

c. 生活習慣病の場合は、運動の効果とともに運動障害の発生しにくい運動様式（運動種目）を選択する。

d. 肥満の場合は、ひざや腰に負担の小さい運動様式（運動種目）を選択し、整形外科的傷害の発生に留意する。

30

生活習慣病に対する運動療法包括的プログラム作成に関する記述で誤っているものはどれか。1つ選べ。

a. 有酸素性運動の運動強度は、中等度強度（最大酸素摂取量 $\dot{V}O_{2max}$ の50％）を選択する。

b. 中等度強度は、運動中に血糖値や血圧が異常に上昇する程度を抑制できる。

c. 中等度強度を運動負荷テストを割愛して簡便に求めたい場合、心拍数、客観的運動強度（RPE）やメッツのどれか1つ以上を利用する。

d. 心拍数による処方は、β遮断薬などの降圧薬を服用している場合、心拍数が大幅に抑えられるため、勧められない。

解答・解説

29：a
　1種目選択する→少なくとも2〜3種目で構成される

30：c
　客観的運動強度→主観的運動強度

31：d
　動的ストレッチング→静的ストレッチング

32：c
　P→A

33：イ
　a．減量効果を高めるには、運動強度は低くてもよいので、運動時間を長くすることが肝要である。
　d．20％減→5〜10％減

第11章　運動プログラムの実際

238

31 生活習慣病に対する運動療法包括的プログラム作成に関する記述で誤っているものはどれか。1つ選べ。

a. 1回の運動の持続時間は、有酸素性運動、レジスタンス運動、ストレッチなどを組み合わせて、10～60分を目安にするとよい。

b. 10分1回の運動では、体力の増強や減量促進効果、血糖・血圧改善効果が得られにくいため、1日4～6回など回数を増やすとよい。

c. 運動頻度は、週に5～6回は安全域と考えられるが、レジスタンス運動は週に2～3日が適当である。

d. 生活習慣病患者では、動的ストレッチングが適当である。

32 生活習慣病に対する運動療法包括的プログラム作成に関する記述で誤っているものはどれか。1つ選べ。

a. 運動プログラムの効果判定は、PDCAサイクルのCに相当する。

b. 運動プログラムの効果判定は、初期の運動プログラムを作成する際に基礎資料とした情報を、運動プログラム期間後に再度収集して行う。

c. 運動プログラムの再作成は、PDCAサイクルのPに相当する。

d. 運動プログラムの再作成は、効果判定の結果に基づき初期の運動プログラムを調整するのが基本となる。

33 肥満に対する運動療法プログラム作成に関する記述で正しいものの組み合わせはどれか。1つ選べ。

a. 減量効果を高めるには、短時間でよいので高強度の運動をすることが肝要である。

b. レジスタンス運動は、減量によって低下しがちな筋量や筋力を維持増大させるうえで有効である。

c. リバウンド防止のために、減量の理由や動機を明確にしておく必要がある。

d. 減量プログラムは開始時の体重の20%減を目安に目標を設定するとよい。

ア a・b **イ** b・c **ウ** c・d **エ** a・d

34 肥満に対する運動療法プログラム作成に関する記述で誤っているものはどれか。1つ選べ。

a. 安全、かつ効果的な減量プログラムを作成するうえで、目標減量値を設定することは重要である。肥満と診断された人（BMI 25 以上）においては、減量プログラム開始時の体重の 5 ～ 10%減を目安に目標を設定するとよい。

b. 肥満と診断された人（BMI 25 以上）においては、5 ～ 10%程度の減量は、約 1 ヵ月間かけて達成することが望ましい。

c. 多くの肥満者には、運動不足とともに運動嫌いの傾向がみられる。ドロップアウト（減量意欲喪失）や運動に伴う傷害を防ぐうえで、減量取り組み初期（運動の第一段階）には日常生活の中の基本運動である歩行（ウォーキング）を勧めるとよい。

d. 肥満者は過体重であるため、膝関節や足関節などに負担がかかりやすく、運動により関節炎や腰痛を引き起こす危険性が高い。原則として、膝や腰などへの負担の小さい種目を選ぶ。

解答・解説

34：b
　約1ヵ月間→約3～6ヵ月間

35：c
　運動プログラムにおける支援策として、指導者と参加者、もしくは参加者同士のコミュニケーションづくりの時間を設けのがよい。特に、参加者同士のコミュニケーションづくりは、教室への参加継続率を高めるだけでなく、教室終了後にも参加者同士が自主的に集い定期的に活動することを促す。

36：ア
　c．ボウリング　40分
　d．エアロビックダンス　30分

35 肥満に対する運動療法プログラム作成に関する記述で誤っているものはどれか。1つ選べ。

a. 減量取組み初期は、ウォーキングなど低強度の有酸素性運動を勧めるとよい。運動に伴う疲労感や苦痛を感じすぎないよう、心地よく汗をかき、少し息が切れる程度の強度に導くことが望ましい。

b. 運動頻度は週に3～4回、1回当たり20～30分程度から始めてもよい。運動に慣れてきたら、時間、頻度、強度のいずれかを少しずつ増やしていく。

c. 運動プログラムにおける支援策として、指導者と参加者、もしくは参加者同士のコミュニケーションづくりの時間は設けないほうがよい。特に、参加者同士のコミュニケーションづくりは、教室への参加継続率を下げるだけでなく、教室終了後にも参加者同士が自主的に集い定期的に活動することを妨げる。

d. 運動プログラムにおける支援策として、参加者が教室を終了した後も良好な生活習慣を維持するうえで必要な、正しい知識や技術を提供することも教育的支援として含めるべきである。

36 100kcalを消費する運動として正しいものの組み合わせはどれか。1つ選べ。

a. テニス　25分
b. ジョギング　20分
c. ボウリング　20分
d. エアロビックダンス　60分

ア a・b　　**イ** b・c　　**ウ** c・d　　**エ** a・d

37 肥満予防・改善として運動を行う意義に関する記述で誤っているものはどれか。1つ選べ。

a. 肥満に起因ないし関連し、減量を要する健康障害として、耐糖能障害、脂質異常症、高血圧などが挙げられる。これらの疾患の多くは、肥満を予防することで発症を回避することができると考えられている。

b. 減量の基本は摂取エネルギーの制限（食習慣改善）であり、その効果は非常に高い。しかしながら、著しい「食事制限」のみで減量すると、除脂肪組織（筋量や骨量など）の減少や脂質酸化能の低下を招き、リバウンドや体力の低下を引き起こす可能性が高まる。

c. 軽度肥満の60kgの女性が30分間の早歩でウォーキングした場合（4メッツ強度）、エネルギー消費量は約120kcal（4 × 60 × 0.5）である。

d. 「食習慣改善＋運動実践」では、食習慣改善（ほとんどが食事制限）による大きな減量効果に加え、運動の効果も期待できる。特に有酸素性運動には脂質を消費することに加え、脂質が皮下脂肪に取り込まれるのを抑制する働きがあることから、皮下脂肪型肥満の予防・改善に有効との報告がなされている。

38 食事制限だけで減量を行う場合の欠点として正しいものはどれか。1つ選べ。

a. 除脂肪組織、骨格筋が減少する。

b. 除脂肪組織が増加する。

c. リバウンドに影響しない。

d. 体力の低下を引き起こさない。

解答・解説

37 : d
　特に有酸素性運動には脂質を消費することに加え、脂質が内臓脂肪に取り込まれるのを抑制する働きがあることから、内臓脂肪型肥満の予防・改善に有効との報告がなされている。

38 : a
　著しい食事制限のみで減量すると、除脂肪組織（筋量や骨量など）の減少や脂肪酸化能の低下を招き、リバウンドや体力の低下を引き起こす可能性が高まるため。

39 リバウンド防止とプログラム再作成に関する記述で誤っているものはどれか。1つ選べ。

a. リバウンドを防止するためには、減量教室開始時に、各自が減量の理由や動機を明確にしておく必要がある。指導者にとっては、参加者がこれらを明確化できるよう支援しなければならない。これらがしっかりできれば、減量教室に対するアドヒアランス（継続性）が高まり、リバウンドを防ぐ可能性が高まる。

b. プログラム再作成における重要なポイントは、参加者の自立を支援することである。

c. 減量教室終盤には、教室終了後にも参加者が各自で運動を継続していけるよう、運動実践計画を立てるよう促す。

d. 減量教室で提供する運動強度の違いが、教室終了後のリバウンドに影響し、より強度の強い（AT水準以上）プログラムを提供された参加者に多くリバウンドが認められた。

40 肥満に高血糖・糖尿病を合併した場合の運動プログラムに関する記述で正しいものの組み合わせはどれか。1つ選べ。

a. 肥満に高血糖・糖尿病を合併した場合の運動プログラムは、肥満に対する運動プログラムとは異なる。

b. 血糖降下薬やインスリンを使っている糖尿病患者が運動を行う際は、高血糖に備えて、キャンディのような速効性のある糖分を常備する。

c. 血糖値が著しく高い人は、それが良好になるまで運動を控えなければならない場合もある。

d. 運動を終えた後、数時間は血糖値が下がり続けることがある。

ア a・b　**イ** b・c　**ウ** c・d　**エ** a・d

解答・解説

39：d
　強度の強くない（AT水準以下）プログラムを提供された参加者に多くリバウンドが認められた。

40：ウ
　a．異なる→基本的には同じである。
　b．高血糖→低血糖

41 高血圧と脂質異常症に対する運動療法プログラム作成に関する記述で誤っているものはどれか。1つ選べ。

a. 高血圧の場合の目標設定は、10mm Hg 程度の血圧下降であり、期間は3～6ヵ月である。

b. 脂質異常症の場合の目標設定は、血清脂質値の 20％程度の改善で、期間は3～6ヵ月である。

c. 運動種目は、有酸素性運動を主にして、レジスタンストレーニングを積極的に取り入れてもよい。

d. 脂質異常症に対する運動処方内容は、高血圧のものに準じて作成可能である。

42 高血圧と脂質異常症に対する運動療法プログラム作成に関する記述で誤っているものはどれか。1つ選べ。

a. β-ブロッカーと Ca 拮抗薬は、降圧薬である。

b. β遮断薬は心拍数に影響するので、％ HR_{max} や％ $HR_{reserve}$ で運動強度を決定する場合には注意が必要である。

c. β-ブロッカーやある種の Ca 拮抗薬（ベラパミル系）は、徐脈をもたらす。

d. β-ブロッカーを服薬中の患者では、運動負荷試験を実施せずに処方を作成する場合に、％ $HR_{reserve}$ など通常の方法で運動時目標心拍数を決定すると、低強度になってしまう。

解答・解説

41：b	42：d
20％程度→10％程度	低強度→高強度

43 高血圧と脂質異常症に対する運動療法プログラム作成に関する記述で誤っているものはどれか。1つ選べ。

a. β－ブロッカーを服薬しておらず、運動負荷試験を実施した場合、運動強度の指標は、％$\dot{V}O_{2max}$、％$VO_{2reserve}$、％HR_{max}、％$HR_{reserve}$、RPEの全てが使用できる。

b. β－ブロッカーの服薬者で、運動負荷試験の実施が不可能な場合、運動強度の指標は、RPEを使用する。

c. β－ブロッカーの服薬者で、服薬した状態で運動負荷試験を実施した場合、運動強度の指標は、％$\dot{V}O_{2max}$、％$VO_{2reserve}$、RPEが使用できる。

d. β－ブロッカーを服薬しておらず、運動負荷試験の実施が不可能な場合、運動強度の指標は、％HR_{max}、％$HR_{reserve}$、RPEが使用できる。

44 高血圧と脂質異常症に対する運動療法プログラム作成に関する記述で誤っているものはどれか。1つ選べ。

a. 運動種目は、有酸素性運動を主にして、レジスタンストレーニングは血圧を上昇させるので、行うべきではない。

b. レジスタンストレーニングは、息こらえをせず、必ず呼吸を止めずに、10～15回反復して続けていくことが重要である。

c. 有酸素性運動の強度は中等度強度（50～60％$\dot{V}O_{2max}$）、レジスタンストレーニングの強度は軽い負荷強度で行うことが推奨される。

d. 運動プログラムの効果判定の実施時期は、所定の期間（3～6ヵ月）のプログラム終了後である。

解答・解説

43：c
　β－ブロッカーの服薬者で、服薬した状態で運動負荷試験を実施した場合、運動強度の指標は、％$\dot{V}O_{2max}$、％$VO_{2reserve}$、％HR_{max}、％$HR_{reserve}$、RPEの全てが使用できる。

44：a
　レジスタンストレーニングは血圧を上昇させるので、行うべきではない→レジスタンストレーニングを積極的に取り入れてもよい。

45

高血圧と脂質異常症に対する運動療法プログラム作成に関する記述で誤っているものはどれか。1つ選べ。

a. 運動プログラムが終了した後に高血圧、脂質異常症の改善が十分でない場合には、薬物療法を開始または運動強化、食事改善することを考えなければならない。

b. 運動プログラムが終了した後に高血圧、脂質異常症の改善傾向にある場合には、再運動プログラムの内容は基本的には初回の運動プログラムと同様である。

c. 運動プログラムが終了した後に高血圧、脂質異常症の改善傾向にある場合には、再運動プログラムは運動種目や頻度の調整、強度の再設定が必要となる。

d. 運動プログラムが終了した後に高血圧、脂質異常症が改善した場合には、運動プログラムは中止してもよい。

46

ロコモティブシンドロームと運動器退行性疾患に対する運動療法プログラム作成に関する記述で誤っているものはどれか。1つ選べ。

a. ロコモティブシンドローム（ロコモ）は、運動器の障害によって介護・介助が必要な状態になっていたり、そうなる危険が高くなっている状態を表している。

b. ロコモ発生にかかわる疾患にはサルコペニア、変形性膝関節症、変形性腰椎症、骨粗鬆症があり、筋力低下、膝痛、腰痛を生じる原因となる。

c. 運動器障害による生活活動の制限にはさまざまな程度があり、その重症度に応じて各自の目標を定めることが勧められている。

d. ロコモ発生にかかわる運動器疾患は、加齢のみが増悪因子である。

解答・解説

45：d
　運動プログラムは中止してもよい→改善を維持するために運動プログラムの継続が必要である。

46：d
　加齢のみが増悪因子である→増悪因子ということではない

47 膝痛、腰痛に対する運動療法の適応に関する記述で誤っているものはどれか。1つ選べ。

a. 変形性膝関節症による膝痛は、原則として進行した場合でも、運動療法の適応である。

b. 関節リウマチ、膝部の骨壊死などの疾患の場合は、運動より原疾患の治療を優先する。

c. 腰痛を生じる疾患で運動療法の適応となるのは、腰椎内を走行する神経の障害による下肢のしびれ・痛みや筋力低下という神経症状がない変形性腰椎症、および新鮮な骨折のない骨粗鬆症である。

d. 急性の腰痛は、痛みのない範囲内で運動する。

---

48 膝痛、腰痛に対する運動プログラムに関する記述で誤っているものはどれか。1つ選べ。

a. 退行性疾患による膝痛、腰痛の運動プログラムは、筋力を強化すること、および関節や筋・腱の柔軟性低下に対するストレッチングが中心となる。

b. 退行性疾患による膝痛、腰痛の運動の順序は、ウォームアップ→主運動→クールダウンの流れにこだわる必要はない。

c. 退行性疾患による膝痛、腰痛の運動の強度は、低負荷で行う。

d. 退行性疾患による膝痛、腰痛の運動の頻度は、週に2〜3回で行う。

解答・解説

47：d
　　急性の腰痛は、痛みのない範囲内で運動する→原因疾患が何であれ、急性の腰痛に対しては運動療法の適応はない

48：d
　　週に2〜3回で行う→できる限り毎日継続する必要がある

49 膝痛、腰痛に対する運動プログラムに関する記述で誤っているものはどれか。1つ選べ。

a. 膝痛を有する対象者で強化すべき筋は、大腿四頭筋、外転筋、内転筋である。

b. 膝痛を有する対象者で柔軟性を改善させるべき筋は、膝関節屈曲・伸展筋群である。

c. 腰痛を有する対象者で強化すべき筋は、体幹筋である。

d. 膝痛を有する対象者で柔軟性を改善させるべき筋は、体幹筋である。

50 腰痛に関する記述で誤っているものはどれか。1つ選べ。

a. 腰椎の退行性変化により生じた疾患である変形性腰椎症は、腰椎の中の神経が圧迫され、下肢のしびれ・疼痛、運動障害を生じる場合がある。

b. 腰痛を生じる疾患で運動療法の適応となるのは、腰椎内を走行する神経の障害による下肢のしびれ・痛みや筋力低下という神経症状がない変形性腰椎症、および新鮮な骨折のない骨粗鬆症である。

c. 脊椎の腫瘍、感染症、骨折が原因で発症した腰痛や急性の場合は、運動療法の適応ではない。

d. 運動療法の対象となる腰痛への効果判定は、腰痛や日常生活動作の困難さに加え、下肢のしびれ、筋力低下といった神経障害についても評価が必要となる。

解答・解説

49：d
　膝痛を有する対象者で柔軟性を改善させるべき筋は、体幹筋のみならず、腸腰筋、大殿筋、ハムストリングである。

50：d
　腰痛や日常生活動作の困難さに加え、下肢のしびれ、筋力低下といった神経障害についても評価が必要となる→腰痛に関する自覚症状と日常生活動作の状況だけを用いて判断する。

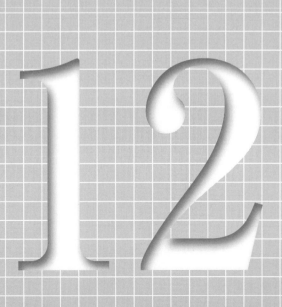

第 **12** 章
運動負荷試験

1 運動負荷試験の目的に関する記述で正しいものの組み合わせはどれか。1つ選べ。

a．運動誘発性不整脈は運動負荷試験によって、不整脈によるものなのかどうかは確認できない。

b．潜在性心疾患（とくに冠動脈疾患）の診断、重症度の判定などを、目的として行われる。

c．治療効果の評価などを目的として行われる。

d．狭心症の多くは運動を負荷しても心筋虚血の徴候・症状は出現しない。

ア a・b　**イ** b・c　**ウ** c・d　**エ** a・d

2 運動負荷試験の目的に関する記述で誤っているものはどれか。1つ選べ。

a．運動耐容能の推定、運動中の血圧反応の確認ができる。

b．潜在性心疾患（とくに冠動脈疾患）の診断、重症度の判定ができる。

c．不整脈の評価ができる。

d．うっ血性心不全の重症度は評価できない。

解答・解説

1：イ
　a．運動誘発性不整脈が疑われる場合には、運動負荷試験によりこの症状が不整脈によるものなのか否かを確認することができる。
　d．狭心症の多くは運動を負荷すると、心電図の虚血性変化、胸部圧迫感・絞扼感などの心筋虚血の徴候・症状が出現する。

2：d
　うっ血性心不全では重症であるほど運動耐容能が低下することから、その重症度を評価することができる。

3 運動負荷試験の相対的禁忌に関する記述で正しいものの組み合わせはどれか。1つ選べ。

a. 検査が禁忌であるか明確に判断できない場合には、被験者の希望に委ねる。

b. 相対的禁忌では検査中に事故の発生率が低く、高い運動強度で行うことができる。

c. 相対的禁忌とは医師により、「検査による有益性がリスクを上回ると判断された場合に施行することがあるもの」である。

d. 相対的禁忌には、安静時高血圧（収縮期血圧200mmHg以上または拡張期血圧110mmHg以上）がある。

ア a・b　**イ** b・c　**ウ** c・d　**エ** a・d

4 運動負荷試験の種類とプロトコールに関する記述で正しいものの組み合わせはどれか。1つ選べ。

a. 多段階負荷は外的仕事量を連続的に増加する方法である。

b. ランプ負荷は最大酸素摂取量（$\dot{V}O_{2max}$）や無酸素性作業閾値（AT）を実測するときに用いられる。

c. 多段階負荷の代表としては、自転車エルゴメータやトレッドミルが使用されている。

d. ランプ負荷は外的仕事量を一定にして行う方法である。

ア a・b　**イ** b・c　**ウ** c・d　**エ** a・d

解答・解説

3：ウ
- a. かかりつけ医への問い合わせなどを考慮する。
- b. 相対的禁忌では検査中に事故の発生リスクが高いので、注意深い監視や、低い運動強度での中止などが必要である。

4：イ
- a. 多段階負荷は外的仕事量を段階的に増加しながら行う方法である。
- d. ランプ負荷は外的仕事量を連続的に増加する方法である。

5 運動負荷試験の中止基準に関する記述で、絶対的基準に該当するものとして正しいものの組み合わせはどれか。1つ選べ。

a．被検者からの中止要求があった場合。
b．胸痛の増強。
c．運動強度の増加にもかかわらず、収縮期血圧が 10㎜ Hg 以上低下するが他の心筋虚血の徴候を伴っていない場合。
d．循環不全の徴候（チアノーゼ、皮膚蒼白）が現れた場合。

ア a・b　**イ** b・c　**ウ** c・d　**エ** a・d

6 運動負荷試験の危険性と安全対策に関する記述で誤っているものはどれか。1つ選べ。

a．突然死をはじめとする運動負荷試験の合併症の予防においてもっとも重要なことは、運動負荷試験の適応と禁忌と、中止基準の的確な判断である。

b．運動負荷試験中、除細動器（ＡＥＤ）・救急薬品などの備えつけが必須である。

c．運動負荷試験に備えておくべき救急機材は、酸素吸入（酸素、マスク、カニューレ、人工気道、挿管チューブ、喉頭鏡、アンビューバッグ）、直流除細動器、静注および点滴器具（静脈留置針、シリンジ、輸液セット、接着テープ）である。

d．運動負荷試験の合併症には、徐脈性不整脈はみられない。

解答・解説

5：エ
　b．胸痛の増強は相対的基準である。
　c．運動強度の増加にもかかわらず、収縮期血圧が 10㎜ Hg 以上低下し、他の心筋虚血の徴候を伴う場合。

6：d
　　運動負荷試験の合併症には、心臓部位では徐脈性不整脈、頻脈性不整脈、急性冠症候群、心不全、低血圧、失神、ショック、死亡がある。

7
運動負荷試験の禁忌、運動負荷試験の中止基準に関する記述で正しいもの
の組み合わせはどれか。1つ選べ。

a. 心電図、収縮期血圧の監視が技術的に困難となった場合は運動負荷試験中
止の相対的基準である。

b. 急性大動脈解離は運動負荷試験の相対的禁忌である。

c. 急性肺塞栓、急性肺梗塞、または深部静脈血栓は運動負荷試験の絶対的禁
忌である。

d. 心室頻拍と鑑別不可能な脚ブロックの出現は、運動負荷試験中止の相対的
基準である。

ア a・b　　**イ** b・c　　**ウ** c・d　　**エ** a・d

8
トレッドミル運動負荷試験に関する記述で誤っているものはどれか。1つ
選べ。

a. 負荷中止基準に到達したならば、トレッドミルを突然に停止させるのでは
なく、徐々にスピードを遅くし、傾斜を下げていくようにする。

b. トレッドミルは、ベルトの回転速度と傾斜によって負荷をかける機器であ
る。

c. 運動負荷試験を行う前には、前夜から今朝までの睡眠が通常通りとれたか、
既往歴、現病歴、家族歴および自覚症状を被験者自身から聴取する。

d. 運動負荷試験は検者と被験者の1対1で行う。

解答・解説

7：ウ	8：d
a．絶対的基準である。 b．絶対的禁忌である。	運動負荷中の事故のことも考慮して検者は2名以上の体制で行っていくことが推奨される。

9

トレッドミル運動負荷試験に関する記述で誤っているものはどれか。1つ選べ。

a. 運動負荷試験前の心電図記録および血圧測定は、ベッド上仰臥位で行うのが基本である。

b. トレッドミル負荷プロトコールは大きく分けて、傾斜のみを各段階で増加させるタイプとスピードのみを各段階で増加させるタイプの2種類がある。

c. 通常運動負荷試験で使用される電極装着部位は、メイソン - ライカー誘導法である。

d. 速度より傾斜を上げていくタイプは高齢者でも対応しやすい。

10

トレッドミル運動負荷試験に関する記述で正しいものはどれか。1つ選べ。

a. 運動負荷試験実施中は、自覚症状（息切れ、下肢疲労感、胸痛など）が出現しても試験が終了するまで待ってもらうように指示する。

b. 血圧測定は運動負荷試験開始直前と、終了直後に測定をする。

c. 自動血圧計のマンシェットは、肘関節屈曲側で動脈拍動をよく触知できる部位に血圧計のマイクロフォンが位置するように、上腕に巻きつけテープで固定する。

d. トレッドミル運動負荷プロトコールの中で臨床的にもっとも一般的に使用されているプロトコールは Balke 法である。

解答・解説

9：b

大きく分けて、①傾斜とスピードの両者を各段階で増加させるタイプ、②傾斜のみを各段階で増加させるタイプ、③スピードのみを各段階で増加させるタイプの3種類がある。

10：c

a．自覚症状（息切れ、下肢疲労感、胸痛など）が出現したならば被験者自身の方からも伝えるように説明する。

b．血圧測定は自動血圧計によって定期的に（通常1分ごと）血圧測定を行うことが推奨される。

d．Balke 法→ Bruce 法

11 トレッドミル運動負荷試験に関する記述で正しいものの組み合わせはどれか。1つ選べ。

a．心拍数の変動に関しては、被験者の表情から推測する。

b．スポーツあるいは運動のためのメディカルチェックとして実施する場合には、高い負荷強度をかけない方がよい。

c．トレッドミル運動負荷試験中は常に心電図モニターを行い、定期的に心電図波形をプリントアウトし、不整脈の出現状況やST下降あるいは上昇の出現について注意深く確認する。

d．主観的運動強度はボルグスケールを被験者の目の前にかざして、番号で答えてもらうことも一つの方法である。

ア a・b　　**イ** b・c　　**ウ** c・d　　**エ** a・d

12 トレッドミル負荷中止後の回復期における注意点に関する記述で正しいものはどれか。1つ選べ。

a．脳貧血様症状を起こした場合は、両膝を立て、枕をせず、仰臥位に寝かせておくことが重要である。

b．脳貧血様症状を起こした場合は、両膝を立てず、枕をして、仰臥位に寝かせておくことが重要である。

c．脳貧血様症状を起こした場合は、両膝を立て、枕をして、仰臥位に寝かせておくことが重要である。

d．脳貧血様症状を起こした場合は、椅子に座らせ座位をとらせることが重要である。

解答・解説

11：ウ　　　　　　　　　　　　　　　　12：a

a．心電図モニター画面上から確認する。

b．スポーツあるいは運動のためのメディカルチェックとして実施する場合には、可能な限り十分に高い負荷強度までかけることが重要である。

13 トレッドミル運動負荷試験に関する記述で正しいものの組み合わせはどれか。1つ選べ。

a. 負荷前の心電図記録用にベッドが必要である。

b. トレッドミルの傾斜角度やベルトのスピードが正しく設定され、動いているかを定期的にチェックしていくことが重要である。

c. 被験者に運動負荷プロトコールは知らせない。

d. トレッドミル用ランプ負荷プロトコールで、スピードが1.0km ph、傾斜が0%での1分間の運動強度は3メッツである。

ア a・b　　**イ** b・c　　**ウ** c・d　　**エ** a・d

14 自転車エルゴメータ運動負荷試験に関する記述で正しいものの組み合わせはどれか。1つ選べ。

a. 自転車エルゴメータの中で、負荷をかける方法としてもっとも普及しているのは、ホイールにベルトを掛け摩擦抵抗により負荷をかける機械式のものである。

b. 自転車エルゴメータは、固定式の自転車を漕ぐ際にペダルに負荷をかけることにより運動強度を調節するものである。

c. 自転車エルゴメータ運動負荷試験の長所の一つとして、転倒リスクが少ないという特徴がある。

d. 最大運動時の酸素摂取量はトレッドミルと比較して、30%程度高くなる傾向がある。

ア a・b　　**イ** b・c　　**ウ** c・d　　**エ** a・d

15

自転車エルゴメータ運動負荷試験に関する記述で正しいものの組み合わせはどれか。1つ選べ。

a. 自転車エルゴメータのサドルの高さは、ペダルを漕いだ際に、ペダルが最下部になった時点の膝関節角度が 90° 屈曲位が適正である。

b. 血圧を正確に測定するためには、マンシェットに付属しているマイクロフォンを上腕動脈の上に装着する。

c. 心電図電極の装着は、自転車に乗る前に装着することが望ましく、汗などにより電極の密着性が低下するとノイズの原因となるため、電極やコードを適宜テープで固定する。

d. ハンドルの位置は、被験者の肘関節を 90° 屈曲させる程度に合わせる。

ア a・c　　**イ** a・d　　**ウ** b・c　　**エ** b・d

第12章 運動負荷試験

解答・解説

13：ア

c. 血圧測定と心電図記録を行い、収縮期血圧と拡張期血圧および心電図波形に問題がないことを確認した時点で、被験者に使用される運動負荷プロトコールを知らせる。

d. 3 メッツ→1.5 メッツ

14：イ

a. 負荷をかける方法としてもっとも普及しているのは、渦電流を利用して負荷をかける電磁制御型のものである。

d. 30% 程度高くなる傾向がある→10% 程度低くなる傾向がある。

15：ウ

a. 膝関節角度は 10 ～ 20° 屈曲位が適正とされている。

d. 被験者の肘関節を 90° 屈曲させる程度に合わせる→血圧測定が正確にできるように肘関節がまっすぐに伸びるように調整し、運動中も肘関節を屈曲させないように指示をする。

257

16 自転車エルゴメータ運動負荷試験に関する記述で正しいものの組み合わせはどれか。1つ選べ。

a. 多段階負荷では各ステージの終了30秒〜1分前くらいにボルグスケール等を用いて、主観的運動強度の確認を行う。

b. 目標心拍数は通常は、年齢別予測最高予測心拍数（220－年齢）の50％に設定するのが一般的である。

c. クールダウン終了後は、直ぐに血圧計のマンシェットと心電図電極を外して運動負荷試験を終了する。

d. クールダウンを十分に行わないと、トレッドミルより自転車エルゴメータの方が、静脈還流減少や血管迷走神経反射により血圧や心拍数が過度に低下しやすい傾向にある。

ア a・c 　**イ** a・d 　**ウ** b・c 　**エ** b・d

17 自転車エルゴメータ運動負荷試験に関する記述で間違っているものはどれか。1つ選べ。

a. 無酸素性作業閾値の運動強度は、生活習慣病の運動療法や心臓リハビリテーションなどを実施する際の運動強度として利用されている。

b. レベリングオフが観察された場合やガス交換比（R）が1.1を超えるなど、一定の条件を満たした場合には、最大酸素摂取量と呼ばれ全身持久力の指標として使用される。

c. 症候限界まで運動を実施すると、負荷量が増加しても酸素摂取量が増加しなくなる。この現象はレベリングオフと呼ばれる。

d. 酸素摂取量は、運動開始から無酸素性作業閾値を通じて運動終了までほぼ直線的に増加する。運動終了時に得られた酸素摂取量の最大値は最大酸素摂取量と呼ばれている。

18

自転車エルゴメータ運動負荷試験に関する記述で正しいものの組み合わせはどれか。1つ選べ。

a. プロトコールを選択する際は、対象者の性別、年齢、体重、体力等は考慮する必要はない。

b. 自転車エルゴメータによる運動負荷試験のプロトコールは、一段階負荷、多段階負荷、ランプ負荷の3種類に分けることができる。

c. ランプ負荷のプロトコールにおいて、10 W ramp は男性スポーツ選手が対象の目安である。

d. ランプ負荷は、多段階負荷と同様に負荷量を増加させながら実施する検査であるが、多段階負荷と異なり、ウォームアップを除いては一定の強度で運動することはなく、負荷の終了まで少しずつ負荷が増加する。

ア a・c **イ** a・d **ウ** b・c **エ** b・d

第12章 運動負荷試験

解答・解説

16：イ

  b. 50%→85%

  c. 直ぐに血圧計のマンシェットと心電図電極を外して運動負荷試験を終了する→クールダウン終了後も血圧や心電図が運動前の状態に戻るまで観察するのが原則である。

17：d

  最大酸素摂取量と呼ばれている→最高酸素摂取量とよばれている。

18：エ

  a. 対象者の性別、年齢、体重、体力等は考慮する必要はない→対象者の性別、年齢、体重、体力等を考慮して、最終負荷段階を予測して3～4段階で終了するようにする。

  c. 10 W ramp は60歳以上の男性、50歳以上の女性が対象の目安である。

Memo

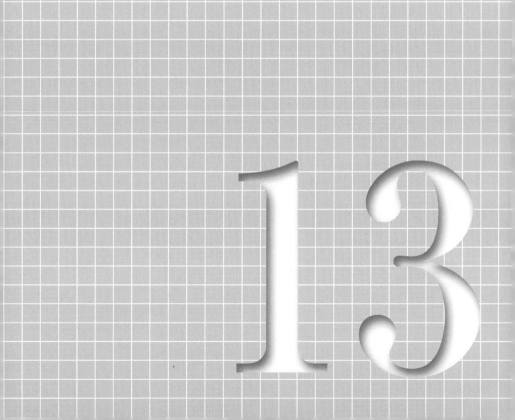

第 13 章
運動行動変容の理論と実際

13

1 学習の形態として2種類の「条件づけ」について、間違っているものはどれか。1つ選べ。

a. 小・中学校時代に厳しい体育指導や部活動指導を受けたことで、成人後も運動やスポーツと聞いただけで嫌悪感や否定的態度が生じるケースは、レスポンデント条件づけによるものといえる。

b. オペラント条件づけは行動が能動的な反応になっている。

c. 運動することで体調不良が改善し、その後、定期的に運動に励むようになる場合は、オペラント条件づけにあたる。

d. ある環境において、ある反応に対し強化子を随伴させることにより、新たな行動を形成させる一連の手続きをレスポンデント条件づけと呼ぶ。

2 トランスセオレティカル・モデルに関する記述で誤っているものはどれか。1つ選べ。

a. トランスセオレティカル・モデルは、人の行動変容にかかわる既存の理論を統合し、①変容ステージ、②変容プロセス、③意思決定バランス、④セルフエフィカシーの4つの概念に収束させたモデルである。

b. 変容プロセスには、10の個人が行う方略があり、経験的（認知的）プロセスと、行動的プロセスに分けられる。

c. 5つの変容ステージとは、前熟考ステージ、熟考ステージ、準備ステージ、実行ステージ、逆戻りステージである。

d. 前期ステージ間の移行に関しては、経験的プロセス、後期ステージ間の移行については行動的プロセスを用いることが効果的であると考えられている。

解答・解説

1：d
　レスポンデント条件づけ→オペラント条件づけ

2：c
　逆戻りステージ→維持ステージ

3 トランスセオレティカル・モデルにおける変容ステージに関する記述で正しいものの組み合わせはどれか。1つ選べ。

a．前熟考ステージ：これから6ヵ月以内に運動を行う意図がある。
b．準備ステージ：いますぐに行動を起こすつもりである。
c．実行ステージ：定期的に行動しているが、まだはじめたばかり。
d．維持ステージ：逆戻りの行動が出現してきた。

ア a・b **イ** b・c **ウ** c・d **エ** a・d

4 トランスセオレティカル・モデルに関する記述で誤っているものはどれか。1つ選べ。

a．熟考ステージの人は、行動を起こしてもおらず、起こすつもりもない人である。
b．変容ステージ間を移行する過程で個人が行う10の方略は、経験的プロセスと行動的プロセスに分けられる。経験的プロセスには、①意識の高揚②感情的体験③自己再評価④環境再評価⑤社会的解放、行動的プロセスには、①反対条件づけ②援助的関係③強化マネジメント④自己解放⑤刺激コントロールがある。
c．バリア克服に対するセルフエフィカシーの強さは、後期ステージへの移行を強く予測する。
d．セルフエフィカシーを高める情報源は、①成功経験②代理的経験③言語的説得④生理的・情動的状態の4つである。

解答・解説

3：イ
　a．前熟考ステージ：行動を起こしてもおらず、起こすつもりもない。
　d．維持ステージ：行動が習慣化している。

4：a
　熟考ステージの人は、行動を起こしてはいないが、起こすつもりはある人である。

5 社会的認知理論に関する記述で誤っているものはどれか。1つ選べ。

a. セルフコントロールは、目標設定、セルフモニタリング、および自己報酬により自己強化を行うことである。

b. セルフコントロールを効率的に行うためには、まず、目標設定の際には、抽象的で、長期的で、60%達成できる目標を立てることが重要である。

c. セルフコントロールを効率的に行うためには、まず、目標設定の際には、具体的で、短期的で、95%達成できる目標を立てることが重要である。

d. セルフモニタリングは、ターゲットとなる行動を数量化して、詳細に測定することが望ましい。

6 社会的認知理論に関する記述で正しいものはどれか。1つ選べ。

a. 自己報酬については、有形のものがよく、ダイエットを行っていても報酬がお菓子であってもよい。

b. 運動行動のセルフエフィカシーが高いと、禁煙行動のエフィカシーも高い。

c. セルフコントロールを効率的に行うためには、適切な目標設定、セルフモニタリング、および自己報酬が必要である。

d. セルフエフィカシーを高める情報源として、成功経験、代理的経験、生理的・情動的状態の3つが存在する。

解答・解説

5：b
　　cの記述が正解

6：c
　a．有形のものに限らず目標を達成することにより得られる喜びや満足感であってもよい。ただし、ダイエットを行っているのに報酬がお菓子であるといっ

た矛盾したご褒美にしないことが重要である。

　b．運動行動のセルフエフィカシーが高いと、禁煙行動のエフィカシーも高いとは限らず、課題特有のセルフエフィカシーがそれぞれに存在する。

　d．成功経験、代理的経験、言語的説得、生理的・情動的状態の4つが存在する。

7　セルフエフィカシーに関する記述で、正しいものの組み合わせはどれか。

a．セルフエフィカシーは、「特定の状況下での行動遂行に対する見込み感（自信）」である。

b．運動行動のセルフエフィカシーが高いと、禁煙行動のセルフエフィカシーも高い。

c．まず、大きな成功を得るため、はじめの課題の難易度は高めにするとよい。

d．言語的説得は、専門家や自分にとっての重要な他者からの説得はより有効である。

ア　a・b　　**イ**　b・c　　**ウ**　c・d　　**エ**　a・d

8　集団レベルへのはたらきかけに関する記述で誤っているものはどれか。1つ選べ。

a．国や自治体など大規模なレベルでのはたらきかけを行う際には、ソーシャルマーケティングに基づき介入計画を立てることが効果的である。

b．運動を行うことによって得られる健康や体力、仲間など、運動に対する対象者の価値を最大化させることが必要である。

c．「場所」は対象者にとってできるだけアクセスしやすいことが重要になる。

d．運動の目的は、子どもから高齢者まで健康増進と体力増強のみを目的とする。

解答・解説

7：エ

b．運動行動のセルフエフィカシーが高いからといって、禁煙行動のセルフエフィカシーが高いとは限らない。

c．最初から大きな成功を得ることは難しいため、スモールステップで徐々に課題の難度を上げていく方が効率的である。

8：d

運動の目的は、中高年者以上にとっては健康増進と体力増強、女性にとっては美容、子どもにとっては楽しさなど、それぞれの対象者のニーズに合わせて、うまく運動のコンセプトを変えていくことが重要になる。

9 ソーシャルマーケティングの記述において正しいものの組み合わせはどれか。1つ選べ。

a．ソーシャルマーケティングは、禁煙、薬物乱用防止、肥満防止などのキャンペーンには適用されていない。

b．製品（product）、価格（price）、場所（place）、宣伝（promotion）をうまく組み合わせたマーケティングの考え方を行動変容に応用している。

c．ソーシャルマーケティングは、社会的に望ましい方向に人々の行動を変えることを目的に、経済・商業の分野において用いられているマーケティングの原理を応用したものである。

d．セグメンテーション、ターゲッティング、ポジショニングなどの戦略はソーシャルマーケティングには含まれない。

ア a・b　　**イ** b・c　　**ウ** c・d　　**エ** a・d

解答・解説

9：イ
　a．には適用されていない→に適用されている
　d．ソーシャルマーケティングでは、セグメンテーション（segmentation）、ターゲッティング（targeting）、ポジショニング（positioning）などの戦略も含まれ、頭文字を取って「STP」と呼ばれる。

10：c
　行動の選択権は医療者や指導者サイドがもっているのではなく、実践者サイドにあることが強調されている。

11：ア
　コンプライアンスは医療者側の決定権に優勢な意味合いが含まれていた。それに対しアドヒアランスは、選択権は医療者や指導者サイドがもっているのではなく、実践者サイドにある。

10 アドヒアランスに関する記述で誤っているものはどれか。1つ選べ。

a. アドヒアランスの定義の中に存在する「随意的でしかも自由選択的な」という表現は、行動の維持・継続に関連して、私たち自身が座位中心の生活を送ることと比べて、活動的なライフスタイルを送ったり、運動を実践するという行動の「選択」を行うことを意味している。

b. Meichenbaum と Turk は「アドヒアランスとは、個人およびヘルスケアの専門家が、相互に満足し、肯定的な健康関連の結果を導くような一連の活動が継続し、随意的でしかも自由選択的な過程」と定義している。

c. アドヒアランスの定義では、行動の選択権は医療者や指導者サイドにあることが強調されている。

d. 健康運動指導士は、運動指導を行う際して、単に指示を与えるだけでなく、実践者のアドヒアランスを高めることを意識した「ファシリテータ」となることが求められている。

11 アドヒアランスに関する記述で正しいものの組み合わせはどれか。1つ選べ。

a. 行動の維持や継続はアドヒアランスと呼ばれている。

b. かつては医療現場で頻繁に使用されてきたコンプライアンスという用語は、医療従事者の指示に対する患者の従順度の程度を示していた。

c. コンプライアンスは実践者側の決定権に優勢な意味合いが含まれている。

d. アドヒアランスの選択権は医療者サイドが持っている。

ア a・b　　**イ** b・c　　**ウ** c・d　　**エ** a・d

12 フォーマティブ・リサーチに関する記述で正しいものの組み合わせはどれか。1つ選べ。

a. フォーカスグループ・インタビューよりも個別面接のほうがグループに共通する特徴、信念、意見、ニーズなどが聞き取りやすくフォーマティブ・リサーチとして探索的な役割を担う。

b. 1回のフォーカスグループ・インタビューは、複数個実践し、グループメンバーはお互いに特徴が似通っていないことが条件である。

c. 公刊されているデータベース、地域のサービスや新聞も情報ソースとして詳細な情報を得ることができる。

d. フォーマティブ・リサーチを行う第一の目的は、プログラムについて対象となる人たちの特徴やニーズを調べ、促進要因やバリア要因を見きわめ、いかに対象者に適合したプログラム開発を行うための材料を得るかにある。

ア a・b　**イ** b・c　**ウ** c・d　**エ** a・d

13 フォーマティブ・リサーチを行う目的に関する記述で誤っているものはどれか。1つ選べ。

a. プログラムで使用するメッセージを開発するために顕著なテーマや社会規範を明らかにする。

b. 特定の健康行動について、対象者の知識レベル、および知識の不備を評価する。

c. メッセージやアプローチをセグメント化しないでテストの手段とする。

d. コミュニケーションを効果的に行えるように適切な情報チャンネル（冊子、電話、教室タイプなど）を調べる。

14
社会的認知理論の適用に関する記述で誤っているものはどれか。1つ選べ。

a. 認知行動技法においてセルフコントロールの力を強めるために、目標設定は、目標が量的で、しかも短期（毎日あるいは週ごと）に設定される時にもっとも効果を発揮する。

b. 認知的技法において、認知的介入とは、身体活動・運動の実践に伴う考え方、すなわち否定的考え方を肯定的考え方に修正することである。

c. 運動実践場面で、運動中の身体の反応に注意を向けさせて気づきを高めることは、セルフエフィカシーを高める方法の一つである。

d. 活動中に友人と交流して楽しむことは「刺激コントロール」と呼ばれる。

解答・解説

12：ウ

　a. フォーカスグループ・インタビューは、同質の対象者を複数集めてグループとして議論を行うために、グループに共通する特徴、信念、意見、ニーズが聞き取りやすく、フォーマティブ・リサーチとして探索的な役割を担う。

　b. グループメンバーはお互いに特徴が似通っていること（しかし、親しい友人、家族、親戚の参加は避ける）が前提条件である。

13：c

　メッセージやアプローチを、対象となる特定の集団に合わせる（ターゲット化）、あるいは複数の下位集団ごとにそれぞれの特徴に合わせ（セグメント化）、それらをテストするための手段とする。

14：d

　活動中に友人と交流して楽しむことは「強化子（あるいは報酬）」と呼ばれる。

　「刺激コントロール」は「先行するできごと」を変化させる手続きをいう。

　（行動を増加させる「結果」は「強化子（あるいは報酬）」と呼ばれ、活動中に友人と交流して楽しむこと、フィットネスプログラム参加に伴ってスタンプを集めて賞品をもらうことなどがある。）

15

セルフモニタリングに関する記述で誤っているものはどれか。1つ選べ。

a. 自己行動をモニターするが、日々の結果は気にせず記入させる。

b. 何か運動や身体活動を行ったか、行わなかったかについて○×で簡単に記録するものがある。

c. よくできたときの特徴や出来事を説明してもらい、行動の促進要因となっていることを理解させる。

d. バリア要因の解消の方法を探ることができる。

16

行動計画に関する記述で正しいものの組み合わせはどれか。1つ選べ。

a. 行動計画は指導者が内容を決定する。

b. 行動計画には、短期間で行える内容で、その後に同じ行動を継続したり、追加的な行動変容を行う決定が行われる。

c. 何を、どのように、いつ、どこで行うかを明確にする。

d. 行動計画には、短期間で行える内容で、その後に同じ行動を継続したり、追加的な行動変容を行うことはしない。

ア a・b **イ** b・c **ウ** c・d **エ** a・d

解答・解説

15：a
　自己行動をモニターし、行動実践の拘束力を高め、さらに進捗の度合いや問題点を探るために用いられる。

16：イ
　a．行動計画は、対象者自身が内容を決定するものであって、指導者はアドバイスを与えるものの、その決定者ではない。d．bが正解。

17：d
　変化させないように注意を払う→変化させる必要性を唱えている

18：ウ
　a．フォーマティブ・リサーチ→プログラム開発→試し試行と修正→プログラム実行→プログラム評価の流れで行う。
　b．アウトカム目的→プロセス目的

17 トランスセオレティカル・モデルの適用に関する記述で誤っているものはどれか。1つ選べ。

a. 前熟考ステージや熟考ステージのように初期のステージに属する人には、認知的方略が効果的であり、実行ステージおよび維持ステージのように後期ステージに属する人には行動的方略が有効である。

b. トランスセオレティカル・モデルにおいて、対象となる人についてのステージの見きわめ方は、自記式質問紙を利用する方法もあるが、健康運動指導士は、対象者に対して身体活動・運動の実施状態を口頭で質問することでステージを知ることができる。

c. トランスセオレティカル・モデルは、行動変容ステージの決定とステージの移動を行わせるための認知的および行動的方略から構成されている。

d. トランスセオレティカル・モデルにおいては、人の身体活動・運動行動にはレディネスに応じて5段階のステージが存在し、人はステージを進行、または逆戻りすると考えられている。トランスセオレティカル・モデルでは、ステージを移動させるために、それぞれのステージに応じて強調する介入内容を変化させないように注意を払う。

18 プログラム開発に関する記述で正しいものの組み合わせはどれか。1つ選べ。

a. フォーマティブ・リサーチ→プログラム開発→プログラム実行→試し試行と修正→プログラム評価の流れで行う。

b. アウトカム目的とは、プログラム開発過程の構成や教育課程の質を高め、評価の方略を計画するために作成される。

c. プログラムの実行では、プロセス評価だけでなく、行動変容理論・モデルおよび技法におけるキーとなる概念をいかに忠実に実践できているかを確認するフィディリティ（忠実度）のチェックが必要となる。

d. プロセス評価は、プロセス目的の達成度を確認するだけでなく、アウトカム評価の結果に強く影響を与える。

ア a・b　　**イ** b・c　　**ウ** c・d　　**エ** a・d

19 プログラムの開発方法、評価に関する記述で誤っているものはどれか。1つ選べ。

a. 継続を意識した行動変容プログラムでは、アウトカム評価とプロセス評価の2つの評価がある。

b. カリキュラム開発にあたっては、まず最終的な評価としてのアウトカム目的とそれを達成するために設けられるプロセス目的を明確にしておく必要がある。

c. フォーマティブ・リサーチを行うねらいは、対象者を一律に捉えるだけではなく、対象となる下位集団を絞り込み、彼らの特徴やニーズ、行えそうな運動の内容や時間帯、場所などを調べることである。

d. 「行動変容理論・モデルおよび技法」と「場面」の2軸でプログラム開発を行う。

20 運動指導カウンセリングに関する記述で誤っているものはどれか。1つ選べ。

a. 単に指示や教示にとどまらず、対象となるクライエントとカウンセラー（健康運動指導士）の間に信頼関係が生まれるように配慮する必要がある。

b. Arrange Follow-up はフォローアップを行う。次回に会う時間をスケジュール化し、進捗状態について議論する。

c. 激励、ノーマライズ、敬意を払うなどの要素に注意を払い、サポート関係を確立する。

d. カウンセリングは精神的、身体的な健康問題について Address the Agenda、Advise、Arrange Follow-up の「3A」によって進められる。

解答・解説

19：d
　「行動変容理論・モデルおよび技法」のみならず、「場面」、および「配信チャンネル」という3軸の組み合わせを考えた上でプログラム開発を行う。

20：d
　Address the Agenda、Assess、Advise、Assist、Arrange Follow-up の「5A」によって進められる。

21

運動コンサルテーションに関する記述で誤っているものはどれか。1つ選べ。

a. 運動コンサルテーションの留意点の一つとして、クライエントに、コンサルタントはよく話を聞いてくれ、感情移入を行ってくれていると思わせる必要がある。

b. 運動コンサルテーションの留意点の一つとして、非言語的コミュニケーションの重要性を大切にする。

c. 運動コンサルテーションの要素の一つとして、コンサルテーションの目標は、身体活動を始めさせ、その運動行動の維持を援助するための方策を提供することである。

d. 運動コンサルテーションの要素の一つとして、意思決定バランスシートを使用し、身体活動・運動実践における恩恵と負担について考えさせる。自己動機づけの高い人にはよい。

22

運動コンサルテーションの要素に関する記述で正しいものの組み合わせはどれか。1つ選べ。

a. 開始する時には、現在、また過去の活動を聞くことから始め、クライエントの好き嫌いを見きわめる。

b. どの行動変容ステージにいるかを見きわめ、ステージに応じたはたらきかけを行う。

c. 意思決定バランスシートを使用し、身体活動・運動実践における負担については否定的になるので考えさせない。

d. 活動的になることを妨げているバリアに焦点をあてると、打ち勝つ気持ちを損なうので避ける。

ア a・b　　**イ** b・c　　**ウ** c・d　　**エ** a・d

解答・解説

21：d
　　自己動機づけの高い人にはよい→自己動機づけの低い人にはよい

22：ア
　c. 意思決定のバランスシートを使用し、

恩恵と負担の両面について考えさせる。自己動機づけの低い人にはよい。

d. 活動的になることを妨げているバリアに焦点をあてる。大きなバリアに打ち勝つ方法を議論する。

第13章　運動行動変容の理論と実際

Memo

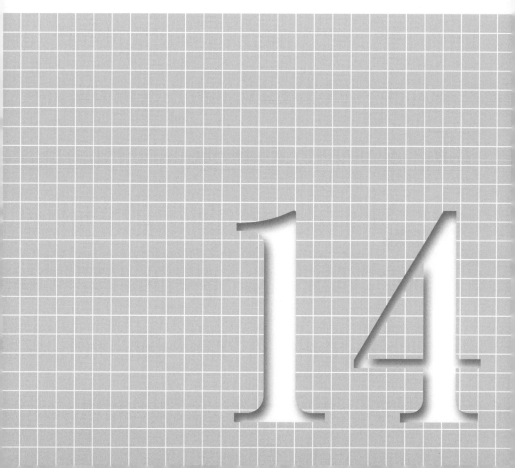

第 14 章
運動とこころの健康増進

1 わが国のこころの健康（メンタルヘルス）の現状に関する記述で誤っているものはどれか。1つ選べ。

a. うつ病の生涯有病率は男性で 25％、女性で 12％にのぼるとされている。

b. 2013 年度より、がん、脳卒中、急性心筋梗塞、糖尿病の「4 疾病」に精神疾患が追加され、「5 疾病」・5 事業として、地域における医療整備体制を整えていくこととなっている。

c. 自殺の背景にはさまざまなものがあるが、原因・動機が判明できた自殺者の統計では、健康問題がもっとも多く、その中でもうつ病が約半分を占めていることが報告されている。

d. うつ病は、保健医療分野のみならず地域や職域などの社会全体で取り組んでいくべき問題となっている。

2 ストレスの定義に関する記述で誤っているものはどれか。1つ選べ。

a. 生理学的ストレス反応の例として、顔面紅潮、血圧上昇、心拍数の増加等がある。

b. ハンス・セリエは、生体が刺激を加えられたときに生じる反応をストレッサーと提唱した。

c. 情動的ストレス反応の例として、イライラ、気分の落込み等がある。

d. ストレスという用語は、古くは金属学で用いられていた用語とされており、歪み（ゆがみ、ひずみ）という意味をもつ。

解答・解説

1：a
　　女性で 25％、男性で 12％

2：b
　　ストレッサー→ストレス。加えられた刺激をストレッサーという（ストレス要因）

3：イ
　　a と d はレナード・ナビが提唱したモデルである

4：d
　　ノルアドレナリン→副腎皮質刺激ホルモン（ACTH）やコルチゾール
　　脳がストレッサーを制御できているときには、交感神経副腎髄質系のホルモンが主に賦活化し、ノルアドレナリン濃度が上昇し、血圧や心拍数が増えることになる。

3 ストレス学説に関する記述で正しいものの組み合わせはどれか。1つ選べ。

a. ハンス・セリエの提唱したモデルは、動物実験をそのまま人にあてはめるのではなく、社会環境という大きな枠組みの中で、人について考えることの重要性を示したモデルである。

b. ハンス・セリエは、ストレス反応は非特異的に生じ、動物では①副腎の肥大、②胸腺の萎縮、③胃潰瘍という3つの特徴的変化が起きると報告した。

c. ハンス・セリエは、警告反応期、抵抗期、疲弊期の3つのステージを総合して汎適応症候群と呼んだ。これがストレス学説としてストレス研究の基礎となっている。

d. ハンス・セリエはストレスという概念をわれわれの社会生活に適合させた理論モデル（人間－環境モデル）を提唱した。

ア a・b　　**イ** b・c　　**ウ** c・d　　**エ** a・d

4 ストレスによる生体反応に関する記述で誤っているものはどれか。1つ選べ。

a. ストレス反応が生じると、生体はみずからの恒常性を維持しようとする調節機構として、交感神経－副腎髄質系および視床下部－脳下垂体－副腎皮質系という、2つの系が機能している。

b. ストレス刺激が加わるとホルモン濃度が変動することにより生体は恒常性を維持している。

c. アドレナリンは、交感神経－副腎髄質系のホルモンとして、生体のストレス反応の指標として用いることもできる。

d. ノルアドレナリンは、視床下部－脳下垂体－副腎皮質系のホルモンとして、生体のストレス反応の指標として用いることもできる。

5 ストレスと生活習慣病に関する記述で誤っているものはどれか。1つ選べ。

a. メタボリックシンドロームのような生活習慣病の予防・管理にはストレスを管理することも重要である。

b. 心理社会的ストレスが生体に持続的に加わると、コルチゾールの分泌が抑制される。

c. コルチゾールは内臓脂肪の蓄積を引き起こし、インスリン抵抗性を高め、糖代謝異常、脂質異常症、高血圧を引き起こし、動脈硬化を進行させ虚血性心疾患や脳血管障害等の発症の危険性を高める。

d. 心理社会的ストレスの存在によって脳内モノアミン系の代謝異常により、うつ状態などのメンタルヘルス不調が引き起こされる。

6 ストレスの評価に関する記述で正しいものはどれか。1つ選べ。

a. ストレスを評価するのに血圧や心拍数、心拍変動を測定しても意味がない。

b. ストレスの評価には主観的な評価法と客観的評価法があり、生物学的ストレス反応の評価には主観的評価法が用いられることが多い。

c. 客観的評価法では、血液や尿や唾液を用いてカテコールアミンやコルチゾールなどのストレス非関連ホルモンなどを測定する。

d. 主観的な評価法は、心理社会的ストレスに対する評価で、主に質問紙によって実施される。

7 身体活動・運動の精神・心理に及ぼす効果に関する記述で誤っているものはどれか。1つ選べ。

a. うつ状態の人は、その時点ですでに身体活動度が低くなっているため、毎日60分、最高心拍数の80%程度の高強度の運動プログラムを作成する。

b. 運動プログラムの継続期間は、長期にわたるもののほうが抑うつの軽減効果は大きい傾向にあり、とくに21週以降において効果が大きいと報告がある。

c. 1日少なくとも30分は息が弾む程度に体を動かすことは、うつ病患者においても効果的である。

d. 身体活動・運動には、現在健康な人に対してはメンタルヘルスの予防効果が、メンタルヘルスに問題を抱える人にとっても治療の目的で、身体活動が効果的であると指摘されている。

解答・解説

5：b
　心理社会的ストレスが生体に持続的に加わると、視床下部−脳下垂体−副腎皮質系が賦活化され、その結果コルチゾールの分泌が亢進する。

6：d
　a．血圧や心拍数、心拍変動の測定は、ストレスを評価するのに用いる（客観的評価法）。
　b．主観的評価法→客観的評価法
　c．ストレス非関連ホルモン→ストレス関連ホルモン

7：a
　1日20分、週に3回、中程度以上の身体活動を行うことで十分な効果が得られる。最高心拍数の60%程度の運動プログラムを勧める。

8 ストレスマネジメントに関する記述で正しいものの組み合わせはどれか。1つ選べ。

a. ストレスマネジメントとは、①ストレス反応やストレス症状の解消、②ストレス源からの回避、③ストレス耐性の強化、の3つの対処法を活用して、ストレスの治療と予防、健康増進を計画的に図る活動である。

b. ストレスマネジメントとは、ストレス問題に関してPDCAサイクルを円滑に回し、健康づくりを進める活動である。

c. PDCAサイクルは、具体的には、計画を立て（plan:P）、計画を実行し（do:D）、実行結果を点検評価して（check:C）、問題・課題があれば改善する（act:A）取り組みを循環させ、目標達成を実現する方法である。

d. PDCAサイクルは、ストレスマネジメントのような個人の活動の管理運営法としてはきわめて無効である。

ア a・b　　**イ** b・c　　**ウ** c・d　　**エ** a・d

9 ストレス評価とストレスマネジメントに関する記述で誤っているものはどれか。1つ選べ。

a. ストレス評価には、ストレス源の評価、ストレス反応（症状）の評価、ストレス対処の評価の3段階がある。

b. ストレス反応やストレス症状の評価は、身体的症状と心理的症状の2つの軸の項目リストをチェックし、ストレスの有無と程度を明らかにする。

c. ストレスマネジメントにおいては、ストレス源やストレス事態に対する認知評価のあり方とそれに基づく対処行動が重要なポイントとなる。

d. 近年、とくに問題とされているのは、失業や配偶者の死などの心理社会的ストレス源である。

解答・解説

8：イ
a．④ストレッサー（ストレス源）となっている問題の解決を含む4つの対処法。
d．きわめて無効である→きわめて有効である。

9：b
（疲労や食欲低下などの）身体的症状と（意欲や気分の悪化、集中力の低下などの）心理的症状と（活動低下や過剰飲酒などの）行動的症状の3つの軸の項目リストをチェック。

10 ストレス評価とストレスマネジメントに関する記述で正しいものの組み合わせはどれか。1つ選べ。

a. ストレスマネジメントにおいては、ストレス対処に関する自己効力感の形成よりも、ストレスを感じているか否かが重要である。

b. 身体活動がもたらす短期的な心理的効果として、質の高い健康な身体をもつことによる自尊心や自己信頼感の高まりをもたらす。

c. 身体活動がもたらす短期的効果として、ストレスおよび不安の低減、気分の改善がある。

d. ストレスに対する対処行動の評価は、ストレスコーピング（ストレス対処）の代表的な3つのタイプである①問題焦点型、②情動焦点型、③逃避・回避型のうちのどのタイプのストレス対処をどの程度とっているか、どのタイプの対処行動が習慣化しているかによって評価する。

ア a・b　**イ** b・c　**ウ** c・d　**エ** a・d

11 運動実施の心理的効果に関する記述で正しいものの組み合わせはどれか。1つ選べ。

a. 長期の効果としてリラクセーションの強化

b. 短期の効果として認知機能の改善

c. 長期の効果としてメンタルヘルスの改善

d. 短期の効果として気分の改善

ア a・b　**イ** b・c　**ウ** c・d　**エ** a・d

解答・解説

10：ウ
a. ストレスを感じているか否かよりも、ストレス対処に関する自己効力感の形成が重要である。
b. 短期的な→長期的な

11：ウ
a. 短期の効果としてリラクセーションの強化
b. 長期の効果として認知機能の改善

12 運動実施の社会的効果に関する記述で正しいものはどれか。1つ選べ。

a. 長期の効果として、社会とのかかわりの強化、高齢者の権限の強化、社会的統合の強化、社会的ネットワークの拡大、世代間活動の強化の5つ。

b. 短期の効果として、社会的統合の強化、世代間活動の強化の2つ。

c. 長期の効果として、社会とのかかわりの強化、新しい親交の形成、社会的ネットワークの拡大、役割の維持と新しい役割の獲得、世代間活動の強化の5つ。

d. 短期の効果として、社会とのかかわりの強化、社会的統合の強化の2つ。

13 運動指導の現場で行う健康づくりカウンセリングに関する記述で正しいものはどれか。1つ選べ。

a. 健康行動や不健康行動の行動変容に関連する理論モデルや介入法として、ストレス理論とストレス対処法が役立つ。

b. 健康行動や不健康行動の行動変容に関連する理論モデルや介入法として、エリスの社会的認知理論が役立つ。

c. 健康行動や不健康行動の行動変容に関連する理論モデルや介入法として、バンデューラのトランスセオレティカル・モデルが役立つ。

d. 健康行動や不健康行動の行動変容に関連する理論モデルや介入法として、ラザラスの交流分析が役立つ。

解答・解説

12：c
　b．d．短期の効果として、高齢者の権限の強化、社会的統合の強化の2つ。

13：a
　b．エリスの社会的認知理論→エリスの理性感情行動療法
　c．バンデューラのトランスセオレティカル・モデル→バンデューラの社会的認知理論
　d．ラザラスの交流分析→ラザラスらのストレス理論とストレス対処法

14
運動指導の現場で行う健康づくりカウンセリングに関する記述で誤っているものはどれか。1つ選べ。

a. 運動指導現場で必要とされる健康づくりカウンセリングの課題の一つに、「健康的なライフスタイルをめざした健康増進プログラムづくりとその実行」がある。

b. 「将来について考えさせる」はタイムマネジメント技法の具体的な技法の一つである。

c. 健康づくりカウンセリングとは、健康についての種々の情報を提供したうえで、来談者が健康づくりのための生活習慣やライフスタイルを主体的に築いていく取り組みを支援する相談活動である。

d. 健康づくりを目的とする運動行動変容には、動機づけ面接法が有効である。

15
メンタルヘルスを良好に保つための運動指導のアプローチに関する記述で誤っているものはどれか。1つ選べ。

a. メンタルヘルスを促進する自分一人で実施できる運動・スポーツの条件の一つとして、全身運動であることがあげられる。

b. メンタルヘルスを促進する自分一人でできる運動・スポーツの例として、ウォーキング、縄とび、サイクリングなどがある。

c. 適正な運動強度は、目標心拍数を（220 −年齢）× 0.7（0.65 ～ 0.75）を目安とし、15分 / 1回を週2回行う。

d. 心理的には、からだを動かしたいという欲求を満たし、無心に運動でき、結果として達成感や満足感を味わえることは、運動ストレッサーが良性ストレスとして体験され、心身の健康づくりに役立つ運動条件である。

解答・解説

14：b
　「将来について考えさせる」は動機づけ面接法の具体的な技法の一つ。タイムマネジメント技法とは、生産的かつ満足のいく時間の使い方を身につけることによって、計画的で生産的な生活を営み、時間不足が原因となるストレスを軽減させる方法。

15：c
　15分 / 1回を週2回行う→ 30 ～ 60分 / 1回を週3回以上、できれば毎日行うことが望ましい。

16 運動習慣と健康習慣に関する記述で正しいものの組み合わせはどれか。1つ選べ。

a．運動の実践は食事のコントロールや睡眠習慣、仕事と休養のバランスづくりにも好影響をもたらす。

b．ブレスロウによる7つの健康習慣では、睡眠は5〜6時間とされている。

c．運動習慣は喫煙行動を抑えるのには効果がない。

d．ブレスロウによる7つの健康習慣では、運動は定期的にするのがよいとされている。

ア a・b　　**イ** b・c　　**ウ** c・d　　**エ** a・d

17 喫煙の害に関する記述で正しいものの組み合わせはどれか。1つ選べ。

a．喫煙による健康被害は、心臓病、がん、脳血管疾患、糖尿病、妊婦の流産危機、子どもの成長障害、アレルギー、湿疹、アトピー、花粉症など多義にわたる。

b．副流煙中のホルムアルデヒド含有量は主流煙含有量の2.8倍である。

c．ニコチンには発がん性が認められる。

d．副流煙中の有害物質濃度は主流煙より高い。

ア a・b　　**イ** b・c　　**ウ** c・d　　**エ** a・d

解答・解説

16：エ
　b．睡眠は5〜6時間→睡眠は7〜8時間
　c．効果があると指摘されている

17：エ
　b．2.8倍→50.0倍
　c．ニコチンには発がん性は認められていない。

18 禁煙治療に関する記述で正しいものの組み合わせはどれか。1つ選べ。

a. 常習的な喫煙者とは35歳以上の人の場合、ブリンクマン指数が200以上の人と定義される。

b. 禁煙外来で保険適用可能な患者は、①ニコチン依存症と診断されていること②常習的な喫煙者であること③ただちに禁煙を希望していることおよび④インフォームドコンセントを受ける、の4条件をすべて満たすものに限られる。

c. 常習的な喫煙者とは35歳以下の人の場合、ブリンクマン指数が20以上の人と定義される。

d. ただちに禁煙しようとする人とは、医師に禁煙を勧められ、実行することが明らかな人である。

ア a・b　**イ** b・c　**ウ** c・d　**エ** a・d

19 禁煙治療に関する記述で誤っているものはどれか。1つ選べ。

a. ニコチン依存症管理料による保険診療が認められているのは、12週間に5回である。

b. ファーガストロームのニコチン依存度指数で6点以上は高依存である。

c. タバコ依存症スクリーニングで、7点以上はニコチン依存症と診断される。

d. 呼気中CO濃度の専用測定器では、禁煙を実際に実行しているかが数値として評価でき、効果を実感できる。

解答・解説

18：ア
　c. 35歳以下の人にはこの基準は適用されない。
　d. 医師に禁煙を勧められ→本人が自分の意思で禁煙を決断し

19：c
　5点以上はニコチン依存症と診断される

20 禁煙治療に関する記述で正しいものの組み合わせはどれか。1つ選べ。

a. 薬物療法で使用するバレニクリンは皮膚に貼るタイプの薬である。

b. 応用行動分析は心理学から生まれた行動変容の技法である「行動分析」を用いた禁煙支援法である。

c. 禁煙によるニコチン離脱症状をストレス症状とみなし、リラクセーション技法によって緩和するストレスマネジメント法も効果的である。

d. ニコチン代替療法は刺激統制法と呼ばれる。

ア a・b **イ** b・c **ウ** c・d **エ** a・d

21 禁煙の促進要因、障害要因に関する記述で正しいものの組み合わせはどれか。1つ選べ。

a. 健診結果から高血圧や高血糖が指摘されることは、禁煙の促進要因の一つである。

b. ニコチン依存症は保険適用では治療できない。

c. 準備期から実行期への移行後は、禁煙によるニコチン離脱症状が再喫煙を促し、禁煙継続を中断させる。このタイミングで最も有効なのは、認知行動療法である。

d. 仲間や職場の同僚に禁煙を宣言する「禁煙宣言」は禁煙継続を強くサポートする。

ア a・b **イ** b・c **ウ** c・d **エ** a・d

解答・解説

20：イ

a. 皮膚に貼るタイプの薬はニコチンパッチ（ニコチン製剤）。バレニクリンは（商品名チャンピックス）は脳内 $\alpha_4\beta_2$ ニコチン受容体に選択的に作用する。ニコチン製剤は、ニコチンガムにより口中粘膜から摂取させる方法もある。

d. ニコチン代替療法は、ニコチンを摂取することによってニコチン枯渇感を充足させるものである。

応用行動分析は刺激統制法と呼ばれる。

22 地域・職域での禁煙対策、禁煙と運動に関する記述で誤っているものはどれか。1つ選べ。

a. 2003年施行の健康増進法25条「受動喫煙の防止」は、公共の場での受動喫煙を防止するための施設内規制、分煙設備づくりを施設管理者に強く求めるものである。

b. 禁煙すると肥える人には、食事制限で減量指導する。

c. 路上における喫煙防止条例が施行され、罰則金をとる自治体もある。また、医師や看護師の団体である学会は、タバコ関連企業からの研究支援を拒否し、喫煙者が登場する映像、アニメ、TVコマーシャルを規制するメッセージをホームページ上で公にしている。

d. 再喫煙防止のために「禁煙に伴うニコチン切れ症状は、運動によって解消できる」と運動指導をする。

解答・解説

21：エ
　b：ニコチン依存症は保険適用で廉価に治療できる
　c：このタイミングで有効なのは、薬物療法である。

22：b
　食事制限で減量指導する→運動習慣を形成することによって代謝を増し、禁煙による体重増加を防ぐことができる。

Memo

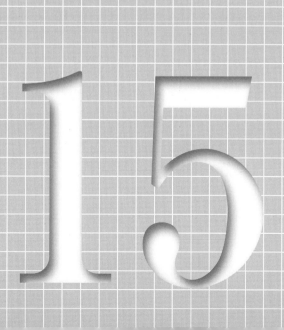

第 15 章
栄養摂取と運動

1 主要食品の栄養学的特徴に関する記述で正しいものの組み合わせはどれか。1つ選べ。

a．穀類は糖質に富み、動物性たんぱく質よりも質の高いたんぱく質を25％含む。

b．いも類は水分が多く、たんぱく質は少ない。

c．豆類で消費量が最も多いのは大豆で、約35％のたんぱく質を含み、その質も米や小麦などより優れている。

d．大豆に含まれる飽和脂肪酸には脂質代謝を改善する効果がある。

ア a・b　　**イ** b・c　　**ウ** c・d　　**エ** a・d

2 主要食品の栄養学的特徴に関する記述で正しいものの組み合わせはどれか。1つ選べ。

a．きのこ類は、食物繊維が少ない。

b．果物類のビタミン類の含量は野菜に比べて一般に少ないため、ビタミン類の補給には効率が良くない。

c．藻類は食物繊維のよい供給源である。

d．さつまいもにはビタミンCが比較的多く含まれている。

ア a・b　　**イ** b・c　　**ウ** c・d　　**エ** a・d

解答・解説

1：イ
　a．たんぱく質は6〜9％しか含まれず、アミノ酸価は動物性たんぱく質に比べて劣る。
　d．飽和脂肪酸→多価不飽和脂肪酸

2：ウ
　a．少ない→多い
　b．果物類のビタミン類の含量は野菜に比べて少ないが、容量に比べて重く、容易に大量に生食するので総摂取量は増大する。

3

主要食品の栄養学的特徴に関する記述で正しいものの組み合わせはどれか。1つ選べ。

a. 牛乳はカルシウムを多く含み、リンとのバランスもよいので、カルシウムの最もよい供給源である。
b. 脂溶性ビタミンはA・B・D・Eである。
c. 卵類は各種の栄養素をバランスよく含んでおり、必須アミノ酸組成も良い。
d. 肉類の脂質は不飽和脂肪酸が多いので、常温では固体になる。

ア a・c　**イ** b・c　**ウ** b・d　**エ** a・d

4

食品のリスク分析に関する記述で正しいものの組み合わせはどれか。1つ選べ。

a. リスク分析は、リスク評価、リスク管理、リスクマネジメントからなる。
b. リスク管理は、危害同定、危害特性の明確化、暴露（摂取量）評価、リスク特性の明確化の4つの段階を経て、行われる。
c. 暴露（摂取量）評価とは、地域や集団について、実際の摂取濃度、あるいは摂取量を定量的に評価することである。
d. リスク特性の明確化とは、特定集団に起こる有害作用の発生率を明らかにし、リスクがどのようなものであるかを明確にすることである。

ア a・b　**イ** b・c　**ウ** c・d　**エ** a・d

解答・解説

3：ア
　b. 脂溶性ビタミンはA・D・E・Kである。
　d. 不飽和脂肪酸→飽和脂肪酸

4：ウ
　a. リスクマネジメント→リスクコミュニケーション
　b. リスク管理→リスク評価

5 からだと栄養に関する記述で誤っているものはどれか。1つ選べ。

a. 生体が成長、発育して生命を維持し、健全な生活活動を営むために物質を体外から取り入れて利用し、排泄する過程を「栄養」といい、取り入れる物質を「栄養素」という。

b. たんぱく質、脂質、炭水化物（糖質）を三大栄養素と呼び、消化、吸収されて、からだの中に入る。

c. ミネラルやビタミンは微量栄養素と呼び、消化、吸収されてからだの中に入る。

d. 利用効率に、最も影響しているのは、加工・調理である。私たちが火を使って加工・調理するのは、利用効率を良くするためである。

6 主要食品の栄養学的特徴に関する記述で誤っているものはどれか。1つ選べ。

a. 大豆は、約35％のたんぱく質を含み、その質は米や小麦などより優れている。また脂質を約19％含み、その油にはリノール酸、γ－リノレン酸などのn－6系多価不飽和脂肪酸が多く含まれている。

b. 淡色野菜は、可食部100ｇ当たりカロテンを600μg以上含むものをいい、ビタミンCも多く含んでいる。

c. 卵類は、各種の栄養素をバランスよく含んだ食品で、アミノ酸価の高い食品の一つである。鶏卵には、たんぱく質が12.3％含まれ、必須アミノ酸組成がよく、その質は非常に良質である。

d. 魚介類の脂質含量は、魚の種類や時期によって著しく異なる。魚油には一般に、n－3系多価不飽和脂肪酸、特にエイコサペンタエン酸やドコサヘキサエン酸が多く含まれている。

解答・解説

5：c
　　ミネラルやビタミンは微量栄養素と呼び、消化されて吸収するというものでなく、条件によって吸収が変わったりするので、利用効率という概念が重要になってくる。

6：b
淡色野菜→緑黄色野菜

7

食事摂取基準に関する記述で誤っているものはどれか。1つ選べ。

a. 食事摂取基準とは、健康な個人または集団を対象として、国民の健康の維持・増進、生活習慣病の予防を目的に、エネルギーおよび各栄養素の摂取量の基準を示したものである。

b. 欠乏症予防のための推定平均必要量と推奨量では、推定平均必要量の方が少ない。

c. 耐容上限量は、過剰摂取による健康障害を未然に防ぐことを目的として設定された。

d. 推奨量と目安量では、目安量の方が少ない。

8

消化の機序、栄養素の吸収経路に関する記述で正しいものの組み合わせはどれか。1つ選べ。

a. 唾液は口腔内を潤滑し、唾液アミラーゼは生でんぷん以外のでんぷんを分解する。

b. 胃液は強アルカリ性で、HClは強い殺菌作用をもち、たんぱく質の化学的消化を助ける。

c. 胃での脂肪消化の主役は膵リパーゼである。

d. 摂取したたんぱく質は最終的にアミノ酸になって吸収され、門脈を経て肝臓に運ばれる。

ア a・b　　**イ** b・c　　**ウ** c・d　　**エ** a・d

解答・解説

7：d	8：エ
目安量の方が少ない→推奨量の方が少ない	b. 強アルカリ性→強酸性 c. 膵リパーゼは、小腸での脂肪消化の主役。

9 胃の構造、消化と吸収の調節に関する記述で正しいものの組み合わせはどれか。1つ選べ。

a. 食物は、食道から幽門に入り、噴門から十二指腸に出ていく。
b. 胃の酸分泌腺からペプシノーゲンが分泌される。
c. 胃の酸分泌腺は胃底に局所的に存在し、胃液分泌への寄与は小さい。
d. 消化管ホルモンのガストリンは、胃相における胃酸分泌では迷走神経とともに、幽門腺のG細胞から放出される。

ア a・c　　**イ** b・c　　**ウ** b・d　　**エ** a・d

10 消化器の構造に関する記述で誤っているものはどれか。1つ選べ。

a. 口から肛門に連なる管が消化管で、その壁を管壁、内部の空洞を管腔という。消化管は部位ごとに形態や機能が異なり、口腔、咽頭、食道、胃、小腸、大腸に区分される。消化器系は、消化管およびその付属器の唾液腺、膵臓、肝臓などで構成される。

b. 小腸は口側から順に、十二指腸、空腸、回腸と区分される。十二指腸には膵管と総胆管が開口し、オッディ括約筋が存在する。小腸は消化の場であり、また吸収の主役である。小腸粘膜には多数の輪状ひだがあり、ビロードのように絨毛が密生している。

c. 大腸は消化管の終末部で、盲腸・結腸・直腸に分けられる。直腸は上行、横行、下行、S状からなる。結腸の下方は肛門に終わる。結腸の内壁には輪状ひだや絨毛はないが、吸収上皮細胞は微絨毛をもつ。

d. 肝臓は物質代謝の中心臓器であるが、消化器としての肝臓の基本的役割は、その分泌液である胆汁を消化管に送り、脂質の消化・吸収を助けることにある。胆汁のこの作用は、コレステロールから合成される胆汁酸塩による。

解答・解説

9：ウ
　a. 食物は、食道から噴門に入り、幽門から十二指腸に出ていく。
　c. 胃の酸分泌腺は胃底と胃体の全域に分布し、胃液分泌への寄与は最も大きい。

10：c
　上行、横行、下行、S状からなるのは、結腸。直腸の下方が肛門に終わる。

11 消化の機序に関する記述で誤っているものはどれか。1つ選べ。

a. 機械的な破砕・細分化を化学的消化といい、消化酵素による化学結合の切断を伴う物質の消化を物理的消化という。

b. 唾液の作用は、口腔内の潤滑（咀嚼・嚥下を助ける）、アミラーゼ、リパーゼによる化学消化で、分泌量は約1,500mℓ／日である。

c. 消化液の多くは化学的消化の主役である消化酵素を含む。

d. 口腔ではでんぷんの化学的消化が行われる。でんぷんは唾液アミラーゼにより、直鎖の小糖類やα－限界デキストリンに断片化される。

12 消化の機序、吸収の機序に関する記述で誤っているものはどれか。1つ選べ。

a. 小腸では胃から送られた糜粥に、膵液、胆汁、腸液などが加わって液状化が進むので、蠕動運動や分節運動による攪拌・細分化の効率が増す。

b. 糖質を消化する主な消化酵素には、唾液アミラーゼ、膵液アミラーゼ、グルコアミラーゼ（マルターゼ）、スクラーゼ、イソマルターゼ、ラクターゼ、トレハラーゼがある。

c. 細胞膜でのある物質の輸送現象は、その駆動力となる電気化学的ポテンシャル勾配に従う能動輸送と、これに逆らう受動輸送に大別される。

d. 物質吸収の場は小腸と大腸であるといえる。上皮組織を通過する物質の移動を経上皮輸送という。

解答・解説

11：a
　機械的な破砕・細分化は物理的消化といい、消化酵素による化学結合の切断を伴う物質の消化を化学的消化という。

12：c
　電気化学的ポテンシャル勾配に従うものを受動輸送とよび、これに逆らうものを能動輸送とよぶ。

13

栄養素の吸収経路、消化・吸収の調節に関する記述で誤っているものはどれか。1つ選べ。

a. 細胞内に取り込まれたペプチドの多くは、細胞内ペプチダーゼの作用でアミノ酸に分解され、アミノ酸輸送系により側底膜から細胞外に輸送される。細胞外に出た遊離アミノ酸やペプチドは、門脈を経て肝臓に行く。

b. 消化管管腔内には1日に約9ℓもの水が入るが、食物や飲み水からは1.5～2ℓにすぎず、残りは消化液に由来する。しかも、消化管はその98%近くを吸収し、うち約85%は小腸で、残りは大腸で吸収される。

c. 消化器の働きを調節する自律神経系は、消化管に内在する腸管神経系と、外来性の交感神経系および副交感神経系に大別される。迷走神経は、消化器のほとんどを支配しており、消化・吸収の調節において最も重要な副交感神経である。

d. 食物を摂取しなくても、食事の連想、食物による視覚や嗅覚の刺激により、消化器の働きが変化する。これらの局面は、一括して胃相と呼ばれる。

14

無機質（ミネラル）の吸収経路に関する記述で正しいものの組み合わせはどれか。1つ選べ。

a. 鉄はヘムあるいは鉄イオンの形で、主に十二指腸において吸収される。

b. 穀物に含まれるフィチン酸は鉄の吸収を高める。

c. カルシウムは主に小腸上部から吸収され、ビタミンKによって吸収が高まる。

d. ナトリウムは大部分が小腸と大腸で吸収され、大便中には少量しか排泄されない。

ア a・b　　**イ** b・c　　**ウ** b・d　　**エ** a・d

解答・解説

13：d
　　胃相→頭相

14：エ
　　b．植物性食品に多いフィチン酸は鉄イオンと結合してその吸収を悪くする。
　　c．ビタミンK→ビタミンD

15

栄養素の機能と代謝に関する記述で正しいものの組み合わせはどれか。1つ選べ。

a．日本人（成人）の摂取する三大栄養素のエネルギー比率は脂質が最も多く60％である。

b．標準的な成人の体組成は体重の約80％を水が占めている。

c．ビタミンA、D、E、Kは脂溶性ビタミンである。

d．糖質は約4kcal/g、脂質は約9kcal/g、たんぱく質は約4kcal/gのエネルギー源となる。

ア a・b　　**イ** b・c　　**ウ** c・d　　**エ** a・d

16

栄養素の機能と代謝に関する記述で正しいものの組み合わせはどれか。1つ選べ。

a．筋肉活動の初期あるいは強度の高い運動時には、筋肉への酸素の供給が不十分となるため、グリコーゲンあるいはグルコースから無酸素的にエネルギーがつくられ、乳酸が生成する。

b．n－3系多価不飽和脂肪酸は、植物油からEPA、DHAとして供給される。

c．鉄は白血球のヘモグロビンが酸素を運搬するために必要な構成要素であり、筋肉ではミオグロビンと結合して酸素の受け渡しに関与する。

d．カルシウムの99％はリンとともに骨のヒドロキシアパタイトを構成している。運動と十分な栄養摂取により成長期には骨密度が増え、20～30歳で最大骨塩量が得られる。

ア a・b　　**イ** b・c　　**ウ** c・d　　**エ** a・d

解答・解説

15：ウ
- a．日本人の摂取する三大栄養素のエネルギー比率は糖質が最も多く60％である。
- b．体重の約80％→体重の約60％

16：エ
- b．植物油→魚油
- c．白血球→赤血球

17 栄養素の機能と代謝に関する記述で正しいものの組み合わせはどれか。1つ選べ。

a. ビタミンB₁はエネルギー産生や酸化・還元反応にかかわり、不足すると、成長阻害、口角炎、口唇炎、舌炎、皮膚炎が起こる。
b. ビタミンCは抗酸化作用のほか、コラーゲンの合成にもかかわり、過剰摂取すると血管の結合組織が弱くなって出血しやすくなる。
c. ビタミンKの生理作用は、血液凝固を促すことと、骨形成の促進である。
d. ビタミンDの生理作用は、小腸と腎臓におけるカルシウムとリンの吸収、再吸収の促進と、骨形成作用である。欠乏症は小児の場合、くる病である。

ア a・b　　**イ** b・c　　**ウ** c・d　　**エ** a・d

18 炭水化物の機能と種類、脂質の機能と種類に関する記述で誤っているものはどれか。1つ選べ。

a. 食品に含まれる炭水化物の第一の機能は、糖質としてエネルギー源になることである。炭水化物のなかで、セルロースやペクチンなどの難消化性多糖類はヒトの消化酵素で消化されない食物中の難消化性成分（食物繊維）である。

b. 脂質は中性脂肪（トリグリセリド）、リン脂質、コレステロールなどに分類される。

c. 多価不飽和脂肪酸は体内では合成できないので、必須脂肪酸として食事から供給されなければならない。多価不飽和脂肪酸のうち、リノール酸、γ-リノレン酸、アラキドン酸はn-3系多価不飽和脂肪酸であり、α-リノレン酸、エイコサペンタエン酸、ドコサヘキサエン酸はn-6系多価不飽和脂肪酸である。

d. n-3系多価不飽和脂肪酸は、血中中性脂肪の低下、血栓生成防止などの作用がある。

解答・解説

17：ウ
　a. 記述は、ビタミンB₂のもの。ビタミンB₁は糖代謝にかかわる。典型的な欠乏症は脚気とウェルニッケ・コルサコフ症候群である。
　b. 血管の結合組織が弱くなって出血しやすくなるのは、ビタミンCが欠乏した場合。

18：c
　n-3系多価不飽和脂肪酸とn-6系多価不飽和脂肪酸が逆

19 ビタミンの機能に関する記述で誤っているものはどれか。1つ選べ。

a. ビタミンAの過剰症には頭蓋内圧亢進、肝臓障害、胎児の奇形があり、欠乏症には角膜乾燥症、夜盲症がある。

b. ビタミンDの過剰症には高カルシウム血症があり、欠乏症にはくる病、骨軟化症がある。

c. ビタミンEの過剰症には脚気がある。

d. ビタミンB₆は過剰症に注意しなければならない。

20 たんぱく質の機能と代謝に関する記述で誤っているものはどれか。1つ選べ。

a. たんぱく質は、エネルギー源（約4kcal/g）としての寄与は少ない。

b. たんぱく質は20種類のアミノ酸が数十から数千結合した高分子化合物である。

c. 食事として摂取するたんぱく質の主要な意義は、からだを構成するたんぱく質の素材を供給することである。

d. バリン、ロイシン、イソロイシン、トリプトファンなどは、ヒトの体内で合成できるアミノ酸である。

解答・解説

19：c
　脚気はビタミンB₁の欠乏症。

20：d
　バリン、ロイシン、イソロイシン、トリプトファンなどは、ヒトの体内で合成できないか、できても十分でないので、食物から摂取して補う必要がある。

21 ビタミンの機能、ミネラルの機能、水の機能に関する記述で誤っているものはどれか。1つ選べ。

a. ビタミンAは肝臓に貯蔵され、必要に応じてレチノールとして血液中に動員される。レチナールは視物質ロドプシンの構成成分として視覚維持にかかわり、レチノイン酸は核内受容体を介して、上皮組織の機能維持、終末分化、形態形成、成長維持のための遺伝子の発現を調節する。

b. ビタミンB_2は、体内ではアミノ酸分解に関与し、不足することはまれである。

c. 栄養素として欠かせないことが確実な必須ミネラルのうち、体内に10g以上含まれ、1日の摂取量が約100mg以上の主要ミネラルは、カルシウム、リン、カリウム、イオウ、塩素、ナトリウム、マグネシウムの7つである。

d. 標準的な成人は体重の約60%を水が占め、約40%は細胞内に、約20%は細胞外にある。

22 身体活動が多い場合、摂取量を増加する必要のある栄養素として正しいものの組み合わせはどれか。1つ選べ。

a. ビタミンB_1
b. ビタミンC
c. ビタミンD
d. ナイアシン

ア a・b　**イ** b・c　**ウ** c・d　**エ** a・d

解答・解説

21：b
　記述はビタミンB_2ではなくビタミンB_6のもの。ビタミンB_2はエネルギー産生や酸化・還元反応にかかわり、不足すると、成長阻害、口角炎、口唇炎、舌炎、皮膚炎が起こる。

22：エ
　ビタミンB_1、ビタミンB_2、ナイアシン、パントテン酸、ビオチンはエネルギー代謝に関わる酵素の補酵素として働き、身体活動が多い場合は必要量が増す。

23 基礎代謝量に関する記述で正しいものの組み合わせはどれか。1つ選べ。

a. 安静仰臥位で、筋の緊張を最小限にした状態で測定する。
b. 女性より男性が大きい。
c. 筋肉は基礎代謝量測定時に約50%のエネルギーを消費する。
d. 若年者より高齢者のほうが大きい。

ア a・b　**イ** b・c　**ウ** c・d　**エ** a・d

24 推定エネルギー必要量（EER）に関する記述で誤っているものはどれか。1つ選べ。

a. 18歳から64歳の身体活動レベル（PAL）が2.00の場合、高いと評価される。
b. 推定エネルギー必要量は、1日のエネルギー消費量を基礎代謝で割ったものである。
c. 成人の場合、エネルギー消費量の推定値がエネルギー必要量である。
d. エネルギー必要量は、「ある身長、体重と体組成の個人が、長期間に良好な健康状態を維持する身体活動レベルの時、エネルギー消費量との均衡が取れるエネルギー摂取量」と定義されている。

解答・解説

23：ア
　c. 約50%→約20%
　d. 高齢者より若年者のほうが大きい。

24：b
　推定エネルギー必要量（EER）＝基礎代謝（BMR）×身体活動レベル（PAL）

25 1日の総エネルギー消費量の内訳に関する記述で誤っているものはどれか。1つ選べ。

a. 基礎代謝量は、筋肉の緊張を最小限にした状態で測定される。そのため、除脂肪組織の約半分を占める筋肉が基礎代謝量測定時に消費するエネルギーは20%程度で、その他、脳、肝臓、心臓、腎臓等の内臓も大きな割合を占めている。したがって、除脂肪量がわかれば、基礎代謝量をより正確に推定することが可能となる。

b. 1日の総エネルギー消費量を基礎代謝量で割ったものを、身体活動レベル（PAL）と呼ぶ。総エネルギー消費量の構成要素から考えると、身体活動レベルは、食事誘発性体熱産生の影響も受けるが、主として、運動を含むすべての身体活動量を反映する。

c. 生活活動とは、骨格筋の収縮を伴い、安静時よりも多くのエネルギー消費を伴うからだの状態である。

d. 食後に、主として食物を消化・吸収・運搬するために必要な熱産生を食事誘発性体熱産生と呼ぶ。

26 身体活動量に関する記述で誤っているものはどれか。1つ選べ。

a. 身体活動とは、骨格筋の収縮を伴い、安静時よりも多くのエネルギー消費を伴うからだの状態である。

b. 「生活活動」とは、身体活動のうち、日常生活における労働、家事、通勤、通学、趣味などである。

c. 「運動」とは、身体活動のうち、体力の維持・向上を目的として計画的・意図的に実施するものである。

d. 活動時代謝量とは、生活活動によるエネルギー消費量である。

解答・解説

25：c	26：d
生活活動→身体活動	生活活動→身体活動

27

1日の総エネルギー消費量および身体活動量の評価法に関する記述で誤っているものはどれか。1つ選べ。

a. 二重標識水（DLW）法は、日常生活におけるエネルギー消費量の測定方法のうち妥当性は低い。

b. 要因加算法とは、活動内容を本人または観察者が記録し、それぞれの活動時のエネルギー消費量をメッツ値などから推定し、それらを加算することによって、長時間におけるエネルギー消費量を推定する方法である。

c. 加速度計法とは、ヒトの活動時における加速度の大きさは活動強度と正の相関があることを利用して、活動強度やエネルギー消費量を推定する方法である。

d. メッツは、エネルギー消費量が座位安静時代謝量の何倍かを示す値である。

28

基礎代謝に関する記述で正しいものはどれか。1つ選べ。

a. 基礎代謝量は睡眠時に計測する。

b. 基礎代謝量は安静仰臥位、筋の緊張を最小限にした状態で計測する。

c. 若年者よりも高齢者のほう基礎代謝量が大きい。

d. 基礎代謝の消費は骨格筋がしめる。

第15章　栄養摂取と運動

解答・解説

27：a
　妥当性は低い→もっとも正確であるとされている。

28：b
　a. 快適な室温で、覚醒状態で計測する。
　c. 高齢者よりも若年者の方が大きい。
　d. 骨格筋のほか、脳、肝臓、心臓、腎臓なども大きな割合を占めている。

29 推定エネルギー必要量に関する記述で正しいものの組み合わせはどれか。1つ選べ。

a. 食事調査により推定されるエネルギー摂取量から推定エネルギー必要量を算定する。

b. 「日本人の食事摂取基準」では、18歳〜64歳の身体活動レベルが2.00の場合、高いと評価される。

c. 身体活動レベル（Physical Actlvity Level：PAL）は1日の総エネルギー消費量（kcal／日）を基礎代謝量（kcal／日）で割ったものである。

d. 健康な体重を維持するには、エネルギー消費より少し少なめに食物からエネルギーを摂取する必要がある。

ア a・b　**イ** b・c　**ウ** c・d　**エ** a・d

解答・解説

29：イ

　a．エネルギー消費量の推定値が推定エネルギー必要量である。

　d．エネルギー消費より少し少なめに食物からエネルギーを摂取する必要がある
　→エネルギー消費に見合った分を食物から摂取する必要がある

30：c

　^{18}Oの価格が高く、同位体比質量分析計を用いた分析が簡単ではないことから、大人数を対象にした測定や保健指導等の現場での測定にはそぐわない。

31：イ

　BMI：体重減少率が1ヵ月に5％以上、3ヵ月に7.5％以上、6ヵ月に10％以上、血清アルブミン値3.0g／dℓ未満、褥瘡あり、に一つでも該当する場合、低栄養状態が高リスクと判定される。

30
1日の総エネルギー消費量および身体活動量の評価法に関する記述で誤っているものはどれか。1つ選べ。

a. エネルギー代謝測定室（ヒューマンカロリメータ）では、人が数時間～数日生活できる部屋で過ごしている間の、室内の酸素および二酸化炭素の濃度などから、酸素消費量と二酸化炭素産生量を算出してエネルギー消費量を推定することができる。

b. 二重標識水（DLW）法は、水素と酸素の安定同位体を用いてエネルギー消費量を測定する方法で、現時点では日常生活におけるエネルギー消費量の測定方法のうちもっとも正確であるとされている。

c. 二重標識水（DLW）法は、乳幼児や妊産婦、高齢者など幅広い対象への適用が可能で、大人数を対象にした測定や保健指導等の現場での測定に向いている。

d. 要因加算法は、活動内容を本人または観察者が記録し、それぞれの活動時のエネルギー消費量をメッツ値などから推定し、それらを加算することによって、長時間におけるエネルギー消費量を推定する方法である。

31
低栄養状態において高リスクに評価される指標として正しいものの組み合わせはどれか。1つ選べ。

a. 体重減少が、1ヵ月に5％以上
b. 血清アルブミン値が3.5 g /dℓ以上
c. 褥瘡あり
d. 体重減少が、6ヵ月に3～10％未満

ア a・b **イ** a・c **ウ** c・d **エ** b・d

32 食事アセスメントの調査方法の選択基準に関する記述で正しいものの組み合わせはどれか。1つ選べ。

a. 質的評価をしたいだけの場合、簡便な食物摂取頻度調査法でよい。

b. 個人の絶対的摂取量を評価したい場合、複数日の食事記録法か複数日の24時間思い出し法を選択する。

c. 集団の相対的摂取量を評価したい場合、半定量食物摂取頻度調査法を選択する。

d. 個人の相対的摂取量を評価したい場合、食事記録法か24時間思い出し法を選択する。

ア a・b　　**イ** b・c　　**ウ** c・d　　**エ** a・d

33 食事アセスメントの方法に関する記述で誤っているものはどれか。1つ選べ。

a. 食事記録法と24時間思い出し法の複数日の調査は、他の食事アセスメントの方法のゴールドスタンダードとして利用される。

b. 食物摂取頻度調査法の短所は、食物摂取量が厳密には算出されない、という点である。

c. 食物摂取頻度法は、同じ対象者の異なった時期の（たとえば、1年間の間隔を置いて）食習慣を尋ねる方法である。

d. 食物摂取頻度調査法は、食事記録法と24時間思い出し法に比して簡便で費用が安いが、対象者の記憶に依存する。

解答・解説

32：ア
　c. 集団の相対的摂取量を評価したい場合、半定量食物摂取頻度調査法→食事記録法か24時間思い出し法
　d. 個人の相対的摂取量を評価したい場合、食事記録法か24時間思い出し法→半定量食物摂取頻度調査法

33：c
　食物摂取頻度調査法は、特定期間の摂取量の目安や摂取頻度（回数）を尋ねる方法である。

34 栄養アセスメントの方法に関する記述で誤っているものはどれか。1つ選べ。

a. 臨床診査とは、栄養状態から発症する自他覚症状の観察や現病歴、既往症、家族歴などの情報を用いて栄養状態を推定する方法である。

b. 生理・生化学検査（臨床検査）とは、栄養状態を反映する血中または尿中成分、例えば、中性脂肪、総コレステロール、血糖、HbA1c、ヘモグロビンなどを測定したりして、栄養状態を推定する方法である。

c. 栄養アセスメントは、臨床診査、身体計測、生理・生化学検査（臨床検査）、食事調査から得られた主観的かつ客観的情報から栄養状態を総合的に評価・判定するものである。

d. 食事調査は、食事による摂取量を評価するので、栄養状態の直接的な評価・判定法である。

35 栄養・食事アセスメントに関する記述で誤っているものはどれか。1つ選べ。

a. 栄養アセスメントは目的により静的栄養アセスメント、動的栄養アセスメント、および予後判定栄養アセスメントの3つに分類される。

b. 栄養アセスメントは、個人やある特定の集団の栄養状態を評価・判定することであり、代表的な方法には食事記録法、24時間思い出し法、食物摂取頻度調査法がある。

c. 食事アセスメントには、食事調査期間や時期による変動、日間変動、肥満者や女性に起こりやすい過少申告など結果に対して大きな影響を与えるので、限界がある。

d. 食事記録法には、食品の重量を細かく計量して、食事を記録する秤量法と、概量を記録する目安量法がある。

解答・解説

34：d
　食事調査は、食事により摂取量を評価する、栄養状態の間接的な評価・判定法である。

35：b
　代表的な方法には食事記録法、24時間思い出し法、食物摂取頻度調査法がある→臨床診査、身体計測、生理・生化学検査（臨床検査）、食事調査から得られた主観的かつ客観的情報から栄養状態を総合的に評価・判定するものである。

36 低栄養と過栄養の栄養ケアに関する記述で誤っているものはどれか。1つ選べ。

a. 低栄養状態のリスクレベルの判断基準では、BMI が 18.5 〜 29.9、かつ、体重が変化なし、かつ、血清アルブミン値が 3.6 g /dℓ以上、かつ、食事摂取量が 76 〜 100%の場合は、低リスクと判定される。

b. 低栄養と過栄養の栄養ケアプラン立案の流れは、どちらも、問題点の抽出、到達目標の設定、栄養必要量の算定と栄養摂取状況の確認、モニタリングと栄養教育である。

c. 血清アルブミン値は中長期間（2〜3週間）の状態を反映するたんぱく質栄養状態の指標である。血清アルブミン値の低下は死亡の危険因子である。

d. 血清アルブミン値は 3.5g/dℓを上回ると内臓たんぱく質の減少が引き起こされる。

37 わが国の食生活指針と食事バランスガイドに関する記述で誤っているものはどれか。1つ選べ。

a. 食生活指針では、「食塩は控えめに」「食生活を見直してみましょう」と示されている。

b. 食生活指針は、国民を対象に、日常生活のなかで「何をどれだけ、どのように食べたらよいのか」を、栄養学の科学的根拠に基づいて、具体的に実践できる目標としてわかりやすく示したものである。

c. 「食事バランスガイド」は、食生活指針（2000 年）に示されている健康的な食物の組み合わせを具体的な食行動に結びつけるために、望ましい食事の組み合わせやおおよその量を親しみやすくわかりやすい「コマ」のイラストで示した教育用の媒体である。

d. 食事バランスガイドでは、主食、副菜、主菜、果物の4つの区分ごとの栄養的特徴と、サービング（SV）の基準が示されている。

38

食育基本法、食育推進に関する記述で誤っているものはどれか。１つ選べ。

a. 食育推進基本計画は、５年毎に発表されている。

b. 2001 年に食育推進基本計画、2006 年に第二次食育推進基本計画が発表された。

c. 食育基本法制定の目的は、「国民が生涯にわたって健全な心身を培い、豊かな人間性を育むことができるよう、食育を総合的かつ計画的に推進すること」である。

d. 食育の推進に関する基本的な取り組みでは、食に関する感謝の念と理解、食品の安全性の確保等における食育の役割、など７つの方針が掲げられている。

解答・解説

36：d
　上回る→下回る

37：d
　主食、副菜、主菜、果物の４つの区分→
主食、副菜、主菜、牛乳・乳製品、果物の
５つの区分

38：b
　2006 年に食育推進基本計画、2011 年に
第二次食育推進基本計画が発表された。

39

食品表示、栄養成分表示・栄養強調表示に関する記述で正しいものの組み合わせはどれか。1つ選べ。

a. 栄養表示基準で示された分析方法による分析値から、100 g（mℓ）当たり0.5g未満のたんぱく質、脂質、炭水化物（または糖質）、糖類、5kcal未満の熱量は「0」と記載することはできない。

b. 食品添加物やアレルギー物質などの安全性に関する事項は、食品衛生法で、原材料や原産地などの品質に関する適正な表示は、JAS法で定められている。

c. 熱量、たんぱく質、脂質、炭水化物、無機質、ビタミンは食品表示基準の対象となる栄養成分および熱量である。

d. アレルギー表示対象品目で義務づけられている特定原材料の名称は、大豆、鶏肉、あわび、いか、やまいも、さば、ごまの7品目である。

ア a・b **イ** b・c **ウ** c・d **エ** a・d

40

保健機能食品に含まれる食品として正しいものの組み合わせはどれか。1つ選べ。

a. 医薬品

b. 栄養機能食品

c. 特定保健用食品

d. 一般食品

ア a・b **イ** b・c **ウ** c・d **エ** a・d

解答・解説

39：イ

　a. 「0」と記載することができる。他に100 g（mℓ）当たり5mg未満のコレステロール、ナトリウム、0.1g未満の飽和脂肪酸も「0」と記載することができる。

　d. 義務づけられている特定原材料の名称は、えび、かに、小麦、そば、卵、乳、落花生の7品目である。表示が推奨されている特定原材料に準ずるものは、あわび、いか、いくら、オレンジ、キウイフルーツ、牛肉、くるみ、さけ、さば、大豆、鶏肉、バナナ、豚肉、まつたけ、もも、やまいも、りんご、ゼラチン、ごま、カシューナッツの20品目である。

40：イ

41 特別用途食品・保健機能食品等に関する記述で誤っているものはどれか。1つ選べ。

a. 特別用途食品は「特定保健用食品」と「栄養機能食品」の総称である。

b. 栄養機能食品は、栄養素（ビタミン、ミネラル、n-3 系多価不飽和脂肪酸）について、医学・栄養学的に確立した機能の表示を可能にした「規格基準型」の食品である。

c. 特定保健用食品は「食生活において特定の保健の目的で摂取をする者に対し、その摂取により当該保健の目的が期待できる旨の表示をする食品」と定義され、トクホまたは特保と呼ばれている。

d. 特別用途食品は、医師、管理栄養士等の指示に従って使用する旨の表示がある。

42 運動時に使用される食品等、放射線と食品に関する基本事項に関する記述で誤っているものはどれか。1つ選べ。

a. デヒドロエピアンドロステロン（DHEA）はテストステロンおよびエストラジオールの前駆体で、弱いアンドロゲン作用がありドーピング検査で陽性となるため、運動選手は注意が必要である。

b. 放射線の健康への影響には、急性障害と晩発障害があり、細胞分裂が活発な乳幼児やこどもが影響を受けやすい。

c. ジメチルアミルアミン（DMAA）は、ダイエット、運動のパフォーマンス向上、筋肉増強を目的としたサプリメントとして海外で利用されており、禁止物質ではない。

d. わが国では、ばれいしょに対してのみ放射線（γ線やX線）の照射が許可されている。

解答・解説

41：a
　特別用途食品には「特別の用途に適する表示」、保健機能食品は、特定保健用食品、栄養機能食品、機能性表示食品の総称名であり、「保健機能や栄養機能の表示」がそれぞれ例外的に認められている。

42：c
　ジメチルアミルアミン（DMAA）は体重減少に対する有用性の根拠が乏しく、心臓血管系の有害事象を起こすことが懸念されるために、国内外で注意喚起情報が出されている。2010 年に世界アンチドーピング機関によって、メチルヘキサナミンという名前で禁止物質リストに加えられている。

Memo

■著者紹介

呉　泰雄（オ・テウン）

- 韓国・龍仁大学 体育科学大学部 スポーツレジャー学科 副教授
- 博士（人間科学），健康運動指導士，トレーニング指導者（JATI-ATI），NPO 日本食育インストラクター，フィットネスウォーキングインストラクター（FWI），レクリエーション指導者
- 早稲田大学 人間科学研究科 博士後期課程修了
- 東洋英和女学院大学 非常勤講師，独立行政法人 国立健康・栄養研究所 研究員，松本大学大学院 准教授を経て現職
- 専門分野：スポーツ栄養学，健康・スポーツ科学
- 所属学会：日本体力医学会，日本生理人類学会，日本食糧・栄養学会会員，日本スポーツ栄養研究会など
- 著書：『めざせ！健康運動指導士　演習問題集』ほおずき書籍（2009 ～ 14 共著）
　　　　『運動と栄養―カプサイシンを中心に―』松本大学出版（2008）
　　　　『新版 コンディショニングのスポーツ栄養学』市村出版（2007 共著）
　　　　『高齢者の運動処方ガイドライン』東亜大学出版部（2004 訳書）

仲　立貴（なか・たつき）

- 至学館大学 健康科学部 健康スポーツ科学科 教授
- 同大学院 健康科学研究科 健康科学専攻 教授
- 博士（体育科学），健康運動指導士，トレーニング指導者（JATI-ATI），NSCA 認定ストレングス＆コンディショニングスペシャリスト（CSCS），NSCA 認定パーソナルトレーナー（NSCA-CPT）
- 日本体育大学大学院 体育科学研究科 博士後期課程修了
- 日本体育大学 助手，同大学 助教，独立行政法人 国立健康・栄養研究所 健康増進研究部 客員研究員を歴任
- 専門分野：健康・スポーツ科学，トレーニング科学
- 所属学会：日本体力医学会（評議員），日本体育学会，日本運動生理学会（評議員），日本トレーニング科学会，日本トレーニング指導者協会（JATI），日本ストレングス＆コンディショニング協会（NSCA ジャパン），日本健康運動指導士会
- 著書：『めざせ！健康運動指導士　演習問題集』ほおずき書籍（2009 ～ 14 共著）
　　　　『アンチエイジングドック』診断と治療社（2007 共著）

健康運動指導士試験攻略
トレーニング問題集
《テキスト 平成26年～令和４年対応》

2023年６月30日　第１刷　発行

著　　者　呉 泰雄，仲 立貴

発 行 者　木戸 ひろし

発 行 元　ほおずき書籍 株式会社
　　　　　www.hoozuki.co.jp/
　　　　　〒381-0012　長野市柳原2133-5
　　　　　TEL（026）244-0235㈹
　　　　　FAX（026）244-0210

発 売 元　株式会社 星雲社（共同出版社・流通責任出版社）
　　　　　〒112-0005　東京都文京区水道1-3-30
　　　　　TEL（03）3868-3275